**GUIA COMPLETO DOS
ÓLEOS ESSENCIAIS**

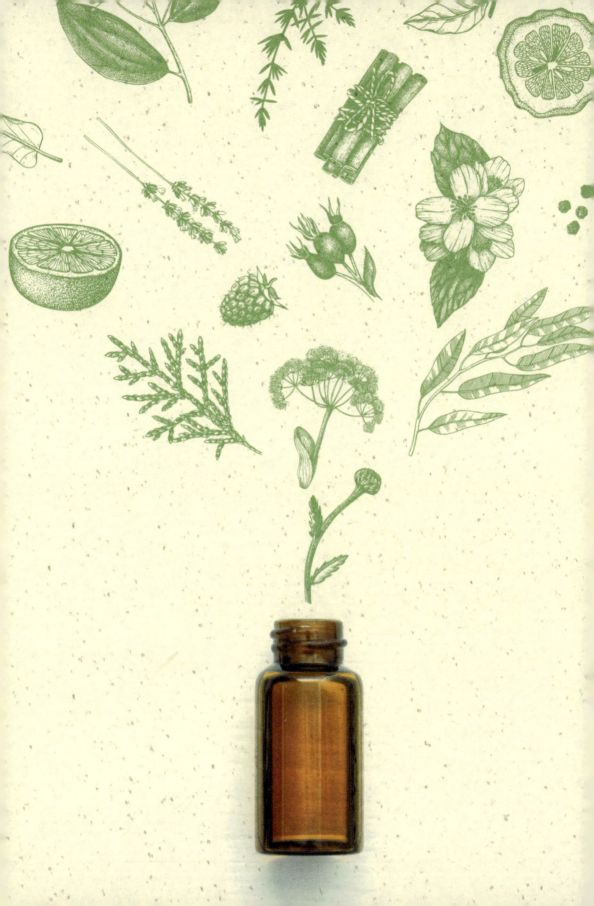

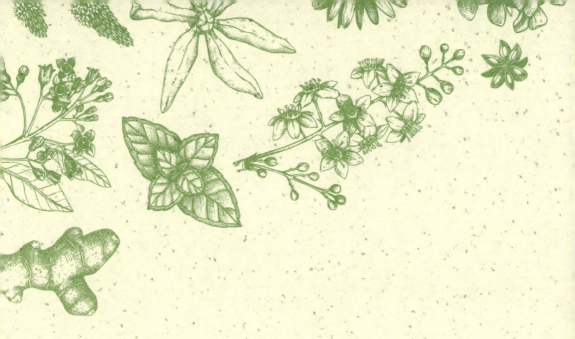

GUIA COMPLETO DOS

ÓLEOS ESSENCIAIS

Poder terapêutico, saúde, beleza e bem-estar

Christina Anthis

mantra

Text copyright © 2019 by Callisto Media, Inc.

All rights reserved. First published in English by Althea Press, an imprint of Callisto Media, Inc.

Título original: *The beginner's guide to essential oils: everything you need to know to get started*. Publicado originalmente em Emeryville, Califórnia, em 2019.

Copyright da tradução e desta edição © 2020 by Edipro Edições Profissionais Ltda.

Todos os direitos reservados. Nenhuma parte deste livro poderá ser reproduzida ou transmitida de qualquer forma ou por quaisquer meios, eletrônicos ou mecânicos, incluindo fotocópia, gravação ou qualquer sistema de armazenamento e recuperação de informações, sem permissão por escrito do editor.

Grafia conforme o novo Acordo Ortográfico da Língua Portuguesa.

1ª edição, 1ª reimpressão 2022.

Editores: Jair Lot Vieira e Maíra Lot Vieira Micales
Coordenação editorial: Fernanda Godoy Tarcinalli
Tradução: Martha Argel
Edição de texto: Fernanda Godoy Tarcinalli
Revisão: Brendha Rodrigues Barreto e Elisa Franca e Ferreira
Diagramação e adaptação de capa: Karine Moreto de Almeida
Imagens (capa e miolo): geraria/shutterstock (ilustrações); Brittany Carmichael (foto da autora)

Dados Internacionais de Catalogação na Publicação (CIP)
(Câmara Brasileira do Livro, SP, Brasil)

Anthis, Christina
 Guia completo dos óleos essenciais : poder terapêutico, saúde, beleza e bem-estar / Christina Anthis ; [tradução Martha Argel]. – São Paulo : Mantra, 2020.

 Título original: The beginner's guide to essential oils.
 ISBN 978-65-990262-8-7 (impresso)
 ISBN 978-65-990262-9-4 (e-pub)

 1. Aromaterapia 2. Essências e óleos essenciais 3. Essências e óleos essenciais – Uso terapêutico I. Título.

20-45099   CDD-615.3219

Índice para catálogo sistemático:
1. Aromaterapia : Terapia alternativa : 615.3219

Cibele Maria Dias – Bibliotecária – CRB-8/9427

mantra.

São Paulo: (11) 3107-7050 • Bauru: (14) 3234-4121
www.mantra.art.br • edipro@edipro.com.br
@editoramantra

O livro é a porta que se abre para a realização do homem.
Jair Lot Vieira

Para meu maior fã, admirador e DJ pessoal.
Eu te amo demais, Clint! ♥

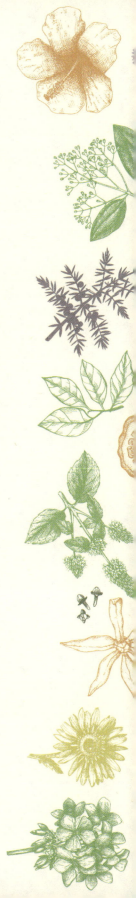

Sumário

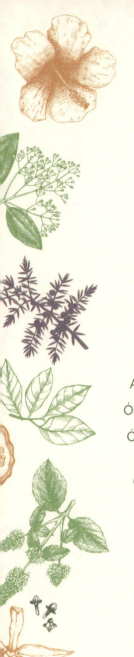

Introdução 9

PARTE 1 Para começar 11

Capítulo 1 Introdução aos óleos essenciais 12

Capítulo 2 Como usar os óleos essenciais 18

PARTE 2 Perfis dos óleos 33

Capítulo 3 Óleos carreadores mais utilizados 34

Azeite de oliva 35
Óleo de abacate 36
Óleo de amêndoas doces 37
Óleo de coco 38
Óleo de damasco 39
Óleo de jojoba 40
Óleo de rícino 42
Óleo de semente de abóbora 43
Óleo de semente de cânhamo 44
Óleo de semente de uva 46

Capítulo 4 30 óleos essenciais mais utilizados 48

Abeto (Balsâmico ou Siberiano) 49
Alecrim 50
Bergamota 52
Camomila-romana 53
Canela (folhas) 54
Capim-limão (*Lemongrass*) 55
Cedro Atlas (*Atlas Cedarwood*) 56
Cipreste 57
Citronela 58
Coentro (sementes) 59
Cravo-da-índia 60
Eucalipto 61
Gengibre 63
Gerânio 64
Grapefruit (Toranja) 65
Hortelã-pimenta 66
Hortelã-verde 67
Laranja-doce 68
Lavanda 69
Limão-siciliano 70
Manjericão 72
Manjerona 74

Melaleuca (Tea Tree) 75	Pimenta-preta (Pimenta-do-reino) 80	Tea Tree lavanda (Rosalina) 83
Olíbano 77	Rosa 81	Ylang-Ylang (Ilangue-ilangue) 85
Orégano 78	Sálvia esclareia 82	

PARTE 3 Receitas e aplicações 87

Capítulo 5 Para a saúde física 88

Capítulo 6 Para o bem-estar emocional 103

Capítulo 7 Para a família 119

Capítulo 8 Para os cuidados pessoais 135

Capítulo 9 Para o lar 153

Glossário 167

Kit de viagem 168

Recursos 170

Referências 171

Índice de receitas 177

Índice de usos 179

Índice geral 182

Introdução

NA INFÂNCIA, EU ERA UMA GAROTA EXTROVERTIDA E AVENTUREIRA, que adorava mergulhar de cabeça em tudo o que aparecesse. Isso mudou quando, aos 10 anos, fui diagnosticada com escoliose, e passei por uma série de cirurgias na medula espinhal. De repente, os hospitais tornaram-se meu segundo lar, e os médicos viraram meus professores e amigos.

Enquanto crescia, meus problemas de saúde persistiam. Eu vivia quase que constantemente com nevralgia, narcolepsia e doenças crônicas decorrentes de um sistema imune deficiente, e estava tão concentrada em tratar dos sintomas individuais que me esqueci de prestar atenção ao meu corpo como um todo. Por fim, decidi procurar maneiras de romper esse ciclo e manter um estilo de vida mais saudável.

Minhas pesquisas sobre dietas e nutrição levaram-me a percorrer o caminho da fitoterapia e dos óleos essenciais. Quanto mais eu lia sobre os muitos usos das plantas medicinais, mais queria saber. Espantada por descobrir que muitos de nossos medicamentos modernos são derivados de plantas, decidi levar meu aprendizado sobre fitoterapia e aromaterapia a um novo patamar, inscrevendo-me em cursos certificados, que me ensinaram sobre a história e a ciência da medicina baseada em plantas.

Lembro-me da primeira vez que ouvi falar de óleos essenciais e descobri que eles eram mais do que fragrâncias agradáveis. Assim como as ervas a partir das quais são destilados, os óleos essenciais tiveram uma ampla gama de usos ao longo da história, da fitoterapia e dos produtos naturais de beleza à limpeza doméstica e ao controle de pragas de jardim.

Com o tempo, também percebi uma melhora dramática na saúde de minha família depois que passei a usar óleos essenciais. Os resfriados sazonais, as sinusites, as alergias e até mesmo a gripe pararam de visitar nossa casa com a frequência de antes. E quando se manifestavam, raramente duravam tanto quanto esperávamos. Estávamos mais saudáveis do que nunca, e meses passavam-se sem qualquer doença. Todos dormíamos melhor, e meu filho e eu sentimos uma melhora em nossos sintomas de TDAH.

A aromaterapia, a fitoterapia e os óleos essenciais fizeram toda a diferença, e tenho o maior entusiasmo em compartilhar este conhecimento com o mundo em meu blog, www.TheHippyHomemaker.com, e neste livro.

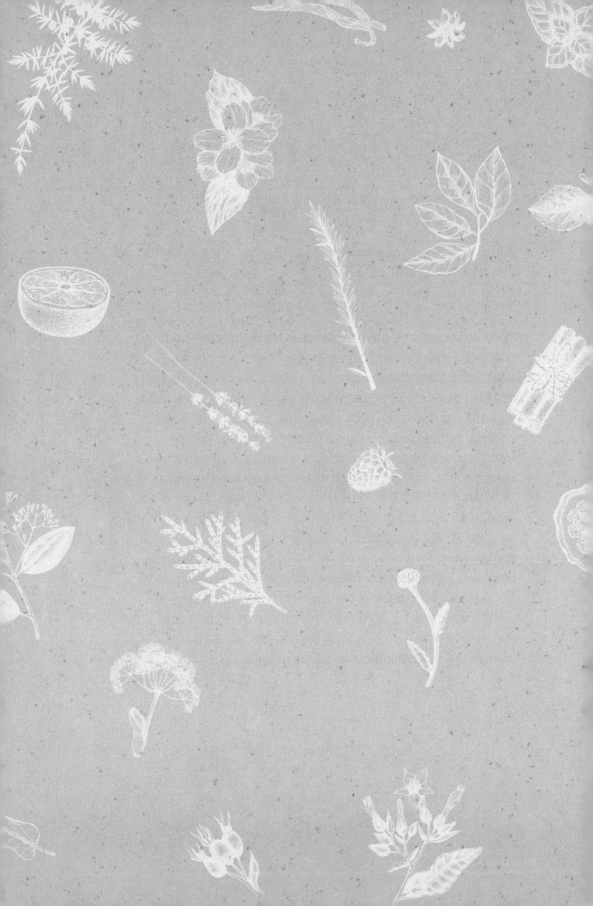

PARTE 1

PARA COMEÇAR

Durante séculos, os óleos essenciais transpuseram o abismo que existe entre a medicina antiga e a ciência moderna, e estamos aprendendo hoje como eles são capazes de fazer muito mais do que poderíamos ter imaginado. Nesta sessão, vou explicar como os óleos essenciais atuam, como você pode se beneficiar de seu uso e como empregá-los de forma segura, em seu lar e com sua família. Também vou apresentar a você o mundo maravilhoso da aromaterapia.

Na **PARTE 2**, veremos com mais detalhes 30 dos óleos essenciais mais comumente utilizados, os perfis de segurança de cada um e seus muitos usos. Por fim, apresentarei 100 receitas e aplicações na **PARTE 3**, para que você possa colocar em prática o conhecimento que acabou de adquirir.

Esteja você apenas começando sua jornada com os óleos essenciais, ou já venha fazendo uso deles há anos, espero que este livro seja uma ferramenta valiosa e fácil de usar em sua biblioteca de saúde natural.

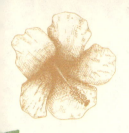

CAPÍTULO 1

Introdução aos óleos essenciais

Você talvez esteja familiarizado com os óleos essenciais e seu uso nos tratamentos em spas e na perfumaria, mas sabia que eles podem ser usados para muitas outras finalidades? Os óleos essenciais podem esterilizar ferimentos, tratar infecções, eliminar congestão nasal, suavizar rugas e limpar o seu lar. Cada óleo tem uma complexa combinação de componentes químicos, com uma ampla gama de aplicações e de propriedades que são **antibacterianas**, **antifúngicas**, **anti-inflamatórias**, **digestivas**, **analgésicas** e **antidepressivas** (entre outras).

Há muitos benefícios proporcionados pelo uso de óleos essenciais, incluindo a aromaterapia, os quais podem empoderar você e fazê-lo cuidar da sua saúde e do seu bem-estar por suas próprias mãos.

O que são os óleos essenciais?

Você já parou para cheirar as rosas? A fragrância sutil que penetra por suas narinas é um óleo essencial em toda sua glória. Os óleos essenciais são compostos aromáticos voláteis produzidos pelas plantas para sua própria proteção, para conferir-lhes seus aromas característicos e para auxiliar na polinização. Quando inalados, esses compostos aromáticos podem desempenhar um importante papel no fortalecimento das funções curativas naturais do corpo.

Como os óleos essenciais são produzidos

Os óleos essenciais são produzidos pela extração de essências aromáticas voláteis de flores, folhas, capins, frutos, raízes e árvores. Certos casos exigem mais material vegetal do que outros para a obtenção de uma pequena quantidade de óleo, e é por isso que os preços dos óleos essenciais podem variar. Há vários métodos de extração de óleos essenciais, dependendo da parte da planta que é utilizada.

Destilação a vapor. É o método mais comum de extração. A destilação a vapor extrai os óleos essenciais por meio da fervura do material vegetal em um recipiente fechado [o alambique]. O vapor, que é uma combinação de óleo essencial e hidrossol, sobe e flui por um tubo, indo até o condensador, onde esfria. Os óleos essenciais ficam flutuando por cima do hidrossol, e são recolhidos e envasados.

Prensagem a frio. É o método mais fácil e barato de extração, sendo usado apenas com as cascas de frutas cítricas. As cascas são trituradas ou picadas, e prensadas ou perfuradas para a extração da água e dos óleos essenciais, que se separam. Os óleos essenciais são, então, recolhidos da superfície. Proceda com cautela: devido à sua constituição química, muitos óleos essenciais cítricos que são prensados a frio em vez de destilados a vapor podem causar reações na pele, como erupções ou queimaduras se houver exposição à luz solar (a chamada fotossensibilização).

Absolutos e extração com CO_2. A extração com o uso de solvente é usada quando o material vegetal é frágil demais para suportar a destilação. Por usar um menor volume das plantas, a extração por solvente com frequência é empregada para produzir óleos essenciais de flores delicadas, como jasmim e rosa, a preços mais acessíveis. Se você não tem condições de comprar os óleos mais caros, as versões absolutas funcionam igualmente bem, e têm muitas das mesmas propriedades curativas dos óleos essenciais destilados a vapor.

O uso dos óleos essenciais ao longo do tempo

Pode parecer que os óleos essenciais são uma tendência de saúde moderna, mas eles vêm sendo usados há séculos. Pesquisas mostram que o uso de óleos perfumados remonta há cerca de 2.500 a.C., no Egito, onde eram usados nos cuidados com a beleza, na medicina, na religião e no revolucionário processo egípcio de embalsamamento.

Mais ou menos no mesmo período, os médicos indianos usavam óleos aromáticos na medicina ayurvédica, um sistema ancestral de medicina fortemente calcado em tratamentos à base de ervas e plantas, que ainda hoje é praticado na Índia.

Muitas outras culturas antigas, incluindo gregos, romanos e chineses, deixaram registros do uso de óleos aromáticos na medicina, nos cuidados com a beleza e nos cuidados domésticos. Também a Bíblia contém referências a pelo menos 12 diferentes óleos essenciais, incluindo cedro Atlas, olíbano, abeto, canela, mirra, murta e alfazema.

Durante a Idade Média, o uso de óleos essenciais espalhou-se pela Europa, onde a Igreja católica denunciava o uso de óleos e ervas aromáticos como "bruxaria". Muitos historiadores creem que os monges beneditinos, que cultivaram as primeiras hortas medicinais, secretamente mantiveram a medicina vegetal viva, apesar da ameaça de perseguição.

Uso moderno e pesquisa

Embora o uso de óleos essenciais e de ervas tenha declinado na Idade Média, por volta do século XIX a maioria dos textos médicos da Europa fazia referência a eles, junto com as substâncias farmacêuticas. Apenas em 1910, porém, a ciência moderna, de fato, começou a notar suas propriedades curativas. Quando o renomado químico de perfumes René-Maurice Gattefossé sofreu queimaduras químicas na mão, devido a uma explosão em seu laboratório, os ferimentos levaram a uma infecção bacteriana potencialmente fatal, chamada gangrena gasosa. Por ter conhecimento sobre as propriedades químicas e curativas do óleo essencial de lavanda, Gattefossé aplicou-o em seus ferimentos necróticos e tratou com sucesso a infecção.

Gattefossé prosseguiu suas pesquisas e usou seu conhecimento sobre os óleos essenciais para tratar soldados feridos na Primeira Guerra Mundial. A publicação de seu livro *Aromathérapie*, em 1937, marcou a primeira vez que a palavra *aromaterapia* apareceu impressa.

Embora as informações sobre os óleos essenciais se espalhassem pela Europa no início do século XX, a medicina ocidental não reconheceu, de fato, seus benefícios medicinais senão após a Segunda Guerra Mundial, quando o médico francês Jean Valnet, cirurgião do exército, usou-os para tratar seus pacientes. Vendo em primeira mão os benefícios dos óleos essenciais, Valnet dedicou a vida a seu uso medicinal e escreveu trabalhos sobre aromaterapia que se tornaram referências.

Desde então, o reconhecimento dos óleos essenciais e seu significado cresceu na medicina ocidental moderna, e os especialistas agora acreditam que nossos ancestrais podem ter tido muito mais conhecimento sobre medicina do que se imaginava. Em 1977, Robert Tisserand, um dos maiores especialistas mundiais em ciência e segurança no uso dos óleos essenciais, publicou *A arte da aromaterapia* e trouxe o uso dos óleos essenciais à atenção do público. A segunda edição de seu livro, *Essential Oil Safety*, estabeleceu os parâmetros industriais para o uso seguro e prático dos óleos essenciais, e foi a primeira revisão publicada sobre as interações entre óleos essenciais e medicamentos. Com quase 4 mil citações, esse livro abrangente contém informações sobre os componentes dos óleos essenciais não encontradas em nenhuma outra fonte.

Nos últimos 50 anos, têm sido realizados centenas de estudos sobre o potencial curativo dos óleos essenciais, e o mundo está começando a reconhecer os muitos benefícios do uso dos óleos essenciais em conjunto com a medicina moderna. Vários estudos recentes, por exemplo, sugerem que os óleos essenciais, quando empregados com antibióticos convencionais, poderiam ajudar a combater a resistência a antibióticos, e as propriedades antibacterianas de vários óleos essenciais – incluindo orégano, tomilho, eucalipto, melaleuca, canela e lavanda – têm sido estudadas por seus efeitos inibidores sobre cepas comuns de bactérias, como estreptococos, estafilococos e *Escherichia coli*, sendo que alguns demonstraram elevados índices de sucesso.

Estudos recentes demonstraram que óleos essenciais como gengibre, hortelã-pimenta e hortelã-verde são altamente eficazes no tratamento de problemas digestivos em crianças e em adultos, incluindo síndrome do intestino irritável, náusea e outras doenças gastrointestinais. Pesquisas também sugerem que a aromaterapia pode ajudar a equilibrar nossa saúde emocional. Demonstrou-se que os óleos essenciais de lavanda, laranja-doce e folha de louro atenuam sintomas de ansiedade, estresse, transtorno do déficit de atenção e hiperatividade (TDAH), transtorno de estresse pós-traumático (TEPT) e depressão.

Muitos óleos essenciais são completamente seguros quando usados de acordo com as recomendações, mas ao contrário de produtos farmacêuticos e suplementos herbais, eles não estão regulados pela FDA [Administração de Alimentos e Medicamentos dos Estados Unidos, o equivalente à Anvisa brasileira]*. Acredito que, à medida que a ciência da aromaterapia avança,

---

* No Brasil, a Anvisa efetua o controle sanitário da produção e da comercialização de medicamentos, alimentos, cosméticos e produtos de higiene pessoal.
E os óleos essenciais, quer para uso em cosméticos, medicamentos ou higiene pessoal, estão sujeitos a notificação junto à Anvisa. (N.E.)

os óleos essenciais vão acabar se tornando uma parte integral da medicina moderna. Estamos apenas reaprendendo o que tantos antes de nós já sabiam: os óleos essenciais são instrumentos poderosos que podemos usar para melhorar a saúde e as nossas vidas.

O que é a aromaterapia?

Muitas pessoas pensam que a aromaterapia tem a ver apenas com perfumes ou massagens, mas esses são apenas uma parte muito pequena de sua magia curativa. Se você tem curiosidade e quer saber de que forma aspirar um óleo essencial pode reduzir o estresse ou ajudar a dormir melhor à noite, você não está sozinho! Essa é uma pergunta comum, e a resposta começa ao compreender como os óleos essenciais entram em seu corpo.

A aromaterapia envolve o uso de óleos essenciais para promover a saúde mental e o bem-estar físico. Acredita-se que ela funciona ao estimular os sensores de olfato no nariz, que, então, enviam mensagens por meio do sistema nervoso ao sistema límbico (a parte do cérebro que controla as emoções).

Há três modos pelos quais os óleos essenciais podem entrar no corpo quando usados na aromaterapia. São eles:

Tópico. A aplicação de óleos essenciais na pele é um método popular. As aplicações tópicas são comumente usadas para tratar cortes, arranhões, queimaduras, eczema, acne e outros. Também pode ser feita a aplicação de unguentos descongestionantes no peito, para aliviar a tosse e a congestão nasal, de óleos de massagem para dores musculares e de pomadas calmantes para aliviar cólicas menstruais, bem como problemas de pele e problemas musculares agudos. A aplicação tópica geralmente é o meio mais lento de fazer os óleos essenciais penetrarem na corrente sanguínea, dependendo da espessura da pele e do grau de diluição com um óleo carreador para prevenir efeitos colaterais.

Oral. Alguns óleos essenciais, incluindo canela, cravo-da-índia, hortelã-pimenta, sândalo e eucalipto, são considerados seguros para o uso oral. Este método pode ser eficaz para problemas digestivos, distúrbios do sono e infecções do trato urinário, mas apenas quando prescritos por um profissional médico qualificado, com habilitação clínica em aromaterapia. Se ingeridos sem os cuidados necessários, os óleos essenciais podem causar danos ao corpo, e seu uso em geral é limitado pelos profissionais médicos a doenças infecciosas que requerem grandes dosagens. Tenha em mente que alguns óleos essenciais contêm toxinas nocivas e nunca devem ser ingeridos para uso interno.

Inalação. Por ser a forma mais rápida de fazer os óleos essenciais chegarem ao cérebro ou aos pulmões (ou ambos), a inalação é um dos métodos aromaterápicos mais eficazes e utilizados. É comumente empregada para infecções do trato respiratório, alergias, dores de cabeça, asma, prevenção de doenças, depressão, fadiga, náusea, insônia, abstinência de nicotina, TDAH e TEPT.

A olfação constitui seu sentido do cheiro, que é um dos sentidos mais antigos no cérebro humano. Nossa experiência com o cheiro acontece quando os neurônios no nariz detectam moléculas liberadas pelas substâncias a nossa volta. Essas moléculas estimulam receptores nos neurônios, que enviam mensagens ao cérebro e identificam o cheiro.

Usando óleos essenciais, já em 1923, os pesquisadores italianos Giovanni Gatti e Renato Cajola demonstraram o efeito dos cheiros no sistema nervoso central, inclusive na respiração e na pressão sanguínea. Estudos posteriores demonstraram que os cheiros têm efeitos psicológicos e fisiológicos instantâneos, influenciando sentimentos como atração e repulsa. Os óleos essenciais agem da mesma forma. Corretores de imóveis sabem que o aroma de baunilha em uma casa à venda pode dar ao comprador em potencial uma sensação de "lar".

Deve ser notado que os óleos essenciais são distintos dos óleos infundidos com ervas (também conhecidos como oleatos ou óleos macerados). Um óleo infundido com ervas é um óleo carreador diretamente infundido com material vegetal, o qual em geral carrega apenas uma fragrância leve, quase insignificante. Os óleos essenciais, por outro lado, são essências aromáticas altamente concentradas, que, por meio da destilação ou da prensagem a frio, resultam em um óleo volátil de fácil evaporação. Enquanto os óleos infundidos com ervas requerem uma pequena porção da planta, os óleos essenciais exigem um volume de material vegetal exponencialmente maior, que gera apenas uma pequena quantidade de óleo. Por exemplo, considera-se que 1 gota de óleo essencial de hortelã-pimenta equivale a mais ou menos 28 xícaras de chá dessa erva.

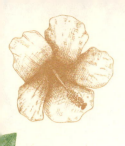

CAPÍTULO 2

Como usar os óleos essenciais

No começo, pode parecer um desafio, mas você não precisa ser médico, químico ou aromaterapeuta formado para usar de forma eficaz os óleos essenciais. Com alguma orientação, qualquer um pode aprender a incorporar com segurança os óleos essenciais à sua vida diária.

Neste capítulo, vou apresentar os aspectos básicos do uso de óleos essenciais. Vamos cobrir tópicos fundamentais, como a qualidade do óleo, o armazenamento, as práticas seguras, a diluição e as aplicações. Também inclui informações sobre todos os insumos e equipamentos que você vai precisar para dar início à sua jornada na aromaterapia.

Qualidade do óleo

A qualidade do óleo essencial é um dos tópicos mais importantes para o aromaterapeuta iniciante, e pode ser um assunto delicado, devido a informações enganosas e termos confusos, como "Certificado de Pureza e Grau Terapêutico (CPTG)" ou "Certificado 100% Puro e de Uso Terapêutico". Deve ser notado que, embora muitos óleos essenciais sejam seguros quando usados de acordo com as recomendações, eles não são regulados pela FDA. Tampouco existe qualquer sistema de classificação que inclua "nível terapêutico" de acordo com a Associação Francesa de Normalização, Organização e Regulação, que estabelece os padrões de qualidade dos óleos essenciais.*

<small>* Ver nota na página 15.</small>

Quando estiver procurando a marca que mais lhe convém, eis algumas perguntas cruciais que deve fazer sobre as empresas de óleos essenciais e seus produtos:

O que diz o rótulo? O rótulo é uma das características mais importantes a considerar ao comparar as marcas de óleos essenciais. Um rótulo de óleo essencial de qualidade deve conter seu nome comum, o nome científico (se for um óleo individual) e os ingredientes (devem constar apenas um óleo essencial individual ou os óleos essenciais que compõem uma mistura, ou *blend*). Também deve estar mencionado se o óleo é puro ou se está diluído com um óleo carreador, e incluir instruções para uso e informações sobre segurança. Evite adquirir óleos de companhias que não rotulam de forma adequada seus óleos essenciais; eles podem ter sido adulterados com substâncias mais baratas, diluídos com um óleo carreador ou conter uma espécie vegetal totalmente distinta.

Como estão envasados os óleos essenciais da marca? Os óleos essenciais são corrosivos para a maioria dos tipos de plásticos, e começam a alterar-se no momento em que o frasco é aberto. O oxigênio, a luz do sol e o calor podem reduzir seu tempo de vida e sua eficácia. É melhor evitar adquirir marcas envasadas com frascos de plástico e/ou transparentes. Os óleos essenciais de melhor qualidade são envasados em frascos de vidro âmbar ou azuis.

A marca vende óleos essenciais de espécies vegetais ameaçadas? Há várias empresas que colhem e vendem óleos essenciais de plantas que estão ameaçadas de extinção. Você deve pesquisar qual a origem dos óleos essenciais, se é "ameaçado" e se o fornecedor está tentando lhe vender um produto inferior ou substituto.

A empresa estimula um uso não seguro? Muitas empresas de óleos essenciais estimulam práticas não seguras por meio de seus distribuidores, sites de educação online e blogs, bem como pelos rótulos dos produtos. Para ser um aromaterapeuta registrado, certas regras de segurança devem ser seguidas. Práticas não seguras incluem a ingestão e o uso de óleos não diluídos. Tenha em mente, ainda, que técnicas como Raindrop Techniques, AromaTouch e outras semelhantes, que aplicam os óleos diretamente na pele sem diluição, são proibidas pela Aliança de Aromaterapeutas Internacionais. Evite adquirir óleos essenciais de empresas que estimulam tais práticas não seguras.

Os preços são abusivos ou seguem o mercado? O preço pode ser outro fator a ser considerado na aquisição de óleos essenciais. Embora possam variar, muitas empresas, sobretudo companhias de marketing de rede, cobram preços abusivos por seus óleos essenciais. A extração dos óleos essenciais de certas flores delicadas, como rosa, jasmim, camomila e *Helichrysum*, por meio da destilação a vapor é bem cara. Outros óleos essenciais mais comuns, como a lavanda, com frequência são vendidos ao menos pelo dobro de seu real preço de mercado.

Armazenamento

Os óleos essenciais têm propriedades antibacterianas e antifúngicas que impedem o crescimento de mofos e bolores, mas eles têm prazo de validade. A exposição a oxigênio, luz e calor pode reduzir a vida útil de seus óleos essenciais. Quando os óleos essenciais são expostos a qualquer um desses três fatores ao longo do tempo, sua química é alterada, e são considerados oxidados ou "vencidos". O armazenamento correto é fundamental para proteger seus óleos essenciais e maximizar o tempo de vida deles. Com manuseio e armazenamento adequados, os óleos essenciais podem durar de dois a cinco anos, dependendo do óleo.

Mantenha seus óleos essenciais tampados. Para evitar a oxidação, certifique-se sempre de que seus frascos de óleos essenciais estão com as tampas bem vedadas quando não em uso. Não guarde os frascos com tampas conta-gotas, porque elas não vedam totalmente, e o óleo essencial vai acabar corroendo a borracha.

Mantenha seus óleos essenciais longe da luz. Os óleos essenciais devem ser guardados em frascos escuros azuis ou âmbar para ficarem protegidos dos raios ultravioleta. Os frascos devem também ser mantidos longe da luz, em um armário, uma caixa tampada ou um estojo para óleos essenciais.

Mantenha seus óleos essenciais em local fresco. Guarde os óleos essenciais em um local fresco e escuro para preservá-los dos efeitos nocivos do calor. Quanto mais fresco, melhor. Guardo meus próprios óleos essenciais em um armário, mas eles também podem ser mantidos na geladeira. Alguns entusiastas mantêm até um frigobar exclusivo para os óleos essenciais.

Praticando a segurança

O uso seguro dos óleos essenciais é um dos tópicos mais importantes de todo este livro. Muitas pessoas pensam que, só porque os óleos essenciais são naturais, não trazem o risco de efeitos colaterais, lesões ou reações adversas. Mas não é assim. Quando usados de forma incorreta, os óleos essenciais podem causar erupções cutâneas e queimaduras, lesões na boca e na garganta, úlceras estomacais e danos ao fígado. Tudo isso pode ser evitado com facilidade, seguindo-se as diretrizes essenciais de segurança com óleos essenciais.

Diluição

O aspecto fundamental no uso seguro dos óleos essenciais reside na diluição. Os óleos essenciais são extratos altamente concentrados que não se dissolvem em água e não devem ser usados diretamente na pele. É importante diluir os óleos essenciais com um óleo carreador vegetal antes de qualquer aplicação. Você pode encontrar informações mais aprofundadas sobre diluições posteriormente, neste mesmo capítulo (veja na página 28).

Ingestão interna

A ingestão é empregada na aromaterapia, mas o usuário padrão nunca deve tentá-la em casa. Da mesma forma que uma substância farmacêutica sintética potente, os óleos essenciais só devem ser ingeridos sob supervisão de um aromaterapeuta certificado e de um profissional médico. A ingestão de gotas múltiplas de um óleo essencial diariamente pode causar danos ao fígado, aos rins, ao estômago e aos intestinos, e levar à falência de órgãos.

Os médicos que empregam a via oral com frequência estão tratando doenças infecciosas que requerem grandes dosagens, de acordo com Tisserand, coautor de *Essential Oil Safety*. Diz ele que apenas "médicos capacitados em diagnosticar, com formação para avaliar riscos e benefícios, e com conhecimento da farmacologia dos óleos essenciais, devem prescrevê-los para administração oral".*

> *Até o momento da publicação deste livro, a formação em aromaterapia e o seu exercício se dão de forma livre no Brasil, não sendo considerada uma especialidade médica. Porém, atendendo às diretrizes da Organização Mundial da Saúde, que incentiva e fortalece a inserção, o reconhecimento e a regulamentação das práticas de saúde integrativas e complementares no âmbito dos Sistemas Nacionais de Saúde, em 2018, a prática da Aromaterapia passou a integrar o rol de terapias disponibilizadas pelo SUS por meio da Política Nacional de Práticas Integrativas e Complementares. (N.E.)

Fototoxicidade

Alguns óleos essenciais não devem ser usados antes de sair ao sol, tomar banho de sol ou usar uma câmara de bronzeamento. Tais procedimentos podem causar uma reação fototóxica, que ocorre quando certos elementos químicos dos óleos ligam-se ao DNA da pele e reagem com a luz ultravioleta, matando as células e danificando tecidos. Em outras palavras, se você utiliza certos óleos essenciais de cítricos prensados a frio em sua pele, pode apresentar manchas ou queimaduras na área de aplicação devido à exposição ao sol. No caso de alguns desses óleos essenciais, não é necessária grande quantidade para causar uma reação quando o uso é tópico, enquanto outros podem ser usados em pequenas quantidades sem problemas.

ÓLEOS ESSENCIAIS CÍTRICOS FOTOTÓXICOS

- Bergamota
- Clementina
- Folha de mandarina
- *Grapefruit*
- Laranja amarga (prensado a frio)
- Limão-siciliano (prensado a frio)
- Limão-taiti (prensado a frio)

ÓLEOS ESSENCIAIS CÍTRICOS NÃO FOTOTÓXICOS

- Bergamota (quando "livre de furanocumarinas" [LFC], também conhecida como "livre de bergapteno")
- Folha de laranjeira
- Folha de limão-siciliano (Nota: diferente do óleo essencial da casca de limão-siciliano)
- Laranja-doce
- Limão-siciliano (destilado a vapor)
- Limão-taiti (destilado a vapor)
- Mandarina
- Tangelo [um *blend* de tangerina e *grapefuit*, não disponível no Brasil]

Gravidez

Os óleos essenciais têm sido usados há anos por parteiras, doulas, enfermeiras e futuras mamães, e a pesquisa não revela efeitos nocivos para a mãe ou o bebê. Quando usados de forma adequada, muitos óleos essenciais são seguros para uso durante a gravidez, e podem ajudar as gestantes com sintomas difíceis. Os aromaterapeutas concordam que a maioria dos óleos essenciais deve ser evitada durante o primeiro trimestre da gravidez, mas que é seguro usá-los com moderação no restante do tempo, observadas as seguintes diretrizes:

Sempre dilua os óleos essenciais com um óleo carreador antes do uso. Você não deve exceder uma diluição de 1% ou 9 gotas de óleo essencial por 30 mililitros (2 colheres de sopa) de óleo carreador. Esta diluição pode variar de acordo com o óleo essencial específico, e por isso certifique-se de verificar a diluição máxima recomendada para cada óleo, para evitar irritações.

Limite a difusão. O difusor deve ser usado por apenas 10 a 15 minutos de cada vez. As gestantes são mais suscetíveis à superexposição aos óleos essenciais, e o uso prolongado de difusores pode resultar em dores de cabeça, náusea e tontura.

Minimize o uso diário o quanto puder. O melhor é usar os óleos essenciais apenas quando forem necessários.

Bebês e crianças pequenas

Como durante a gravidez, muito cuidado deve ser tomado ao utilizar óleos essenciais em bebês e crianças ou perto deles. Os óleos essenciais não devem ser usados em recém-nascidos e bebês com três meses ou menos, pois a pele deles é mais sensível e menos capaz de lidar com reações adversas do que a pele de crianças mais velhas e adultos. Deve-se ter ainda mais cautela com bebês prematuros, evitando todos os óleos essenciais até que tenham ao menos três meses mais do que a data em que deveriam ter nascido. Muitos óleos essenciais (mas nem todos) são seguros para o uso perto de bebês com mais de três meses e crianças, observadas as seguintes diretrizes:

- Introduza os óleos essenciais aos poucos, um de cada vez, para detectar qualquer reação adversa.
- Sempre dilua os óleos essenciais com um óleo carreador antes de aplicações tópicas. A diluição pode variar dependendo do óleo essencial específico, e, portanto, verifique a diluição máxima recomendada para cada óleo, para evitar irritações:
  - Para bebês entre as idades de três e seis meses, não exceda uma diluição de 0,1% ou 1 gota de óleo essencial por 30 ml (2 colheres de sopa) de óleo carreador;
  - Para bebês entre as idades de seis e 24 meses, não exceda uma diluição de 0,5% ou 4 ou 5 gotas de óleo essencial por 30 ml de óleo carreador;
  - Para crianças entre as idades de dois e seis anos, não exceda uma diluição de 1% ou 9 gotas de óleo essencial por 30 ml de óleo carreador;
  - Para crianças com seis anos ou mais, não exceda uma diluição de 2% ou 18 gotas de óleo essencial por 30 ml de óleo carreador.
- Os óleos essenciais nunca devem ser ingeridos internamente por crianças com menos de 12 anos.
- Os óleos essenciais nunca devem ser usados perto do rosto de uma criança. Os vapores dos óleos são fortes demais para bebês e crianças pequenas.

O que você precisa para começar

Se você está começando na aromaterapia, será conveniente ter à mão alguns itens, para preparar facilmente muitas das receitas deste livro. Você basicamente precisa de apenas dois ingredientes para começar a usar os óleos essenciais, mas provavelmente vai desejar alguns outros insumos e equipamentos para suas criações.

Eis aqui uma lista de compras para suprimentos básicos, bem como outros ingredientes usados em receitas neste livro:

Ingredientes necessários para começar a usar os óleos essenciais

Óleos essenciais. São os ingredientes mais importantes neste livro! Você pode facilmente encontrá-los online e em lojas físicas. Na **PARTE 2**, forneço o perfil de 30 óleos essenciais, para dar a você uma compreensão maior sobre cada um. Sugiro que você faça uma leitura dos perfis e selecione aqueles que deseja usar, antes de fazer qualquer compra.

Óleos carreadores. A diluição é fundamental para o uso seguro dos óleos essenciais, e o método mais seguro e fácil de diluí-los para aplicações tópicas é adicioná-los a um óleo carreador. Ao contrário dos óleos essenciais, tais óleos vegetais (muitos dos quais talvez já até estejam em sua despensa) são usados para "carregar" os óleos essenciais para a pele, para uma melhor absorção. Você vai aprender mais sobre os óleos carreadores mais empregados e seus usos na **PARTE 2** deste livro.

Insumos necessários para começar a usar os óleos essenciais

Difusores. Um bom difusor é indispensável em sua casa. Há vários tipos diferentes de difusores aromaterápicos no mercado, mas prefiro difusores ultrassônicos, que usam vibrações ultrassônicas para transformar os óleos essenciais em vapor de água e dispersá-los no ar. Outros tipos incluem os difusores nebulizadores, evaporadores e por calor. Recomendo escolher um modelo que possa ser programado para ligar/desligar, de forma a evitar com facilidade a superexposição. Certifique-se de limpar seu difusor de acordo com as instruções: uma limpeza rápida com papel toalha entre os usos pode evitar que os óleos cítricos causem alguma corrosão.

Inaladores aromaterápicos. Se tudo o que você puder comprar forem frascos *roll-on* e inaladores aromaterápicos, já terá coberto a maior parte de suas necessidades em termos de aplicações tópicas e inalações.

São materiais baratos e fáceis de comprar, e também são discretos. Você pode levá-los na bolsa ou no bolso.

Frascos de vidro *roll-on* (10 ml). Frascos *roll-on* facilitam muito a aplicação tópica. Sempre tenho um estoque deles pela casa.

Frascos escuros de óleos essenciais. Você sempre vai precisar de frascos vazios de óleos essenciais quando estiver fazendo as misturas (*blends*) de óleos essenciais não diluídos. Embora possam ser facilmente adquiridos online, prefiro economizar dinheiro (e o meio ambiente) reciclando os frascos mais velhos. Simplesmente encha os frascos com sal amargo (sal de Epsom) para remover qualquer resíduo e depois enxágue.

Recipientes para armazenamento. Você vai necessitar de todo tipo de recipiente para guardar suas criações. Sugiro acumular caixinhas de metal, potes de vidro, frascos de *spray*, frascos de creme com tampa válvula, e potes de velas vazios. Não se esqueça de esterilizar qualquer material reciclado antes de reutilizá-lo. Em geral, esterilizo meus recipientes na lava-louças.

Tigelas de vidro. Os óleos essenciais são cáusticos e podem degradar os plásticos; eu os tenho usado para remover a tinta de recipientes reciclados! Por isso, sugiro o uso de tigelas de vidro para misturar ingredientes. Embora possam ser usadas tigelas de metal com os óleos essenciais, se a receita contém argila bentonita, evite metais, que podem reagir com a argila e reduzir seus efeitos curativos.

Outros ingredientes

Sais de banho. Os banhos de imersão são populares em minha casa, mas não tomo banhos simples, entediantes. Meus banhos são em grande estilo, e isso significa um monte de sais de banho. Também vale a pena ter sempre à mão uma embalagem grande de sal amargo (sal de Epsom), pois é uma ótima fonte de magnésio.

Sabão de Castela. É um sabão versátil e suave, à base de azeite de oliva, e todo lar ambientalmente consciente deveria ter à mão uma garrafa de sabão de Castela líquido. Ele pode ser usado para limpar pessoas, animais e a casa, e também é um ótimo carreador para os óleos essenciais usados em banhos de imersão.

Manteiga de karité. Embora a manteiga de karité muitas vezes seja um ingrediente opcional em minhas receitas, recomendo adicioná-la a produtos para cuidar da pele e do cabelo. É excelente em todas as aplicações de beleza, e simplesmente não dá para fazer uma manteiga corporal natural sem ela!

Cera de abelha. A cera de abelha é usada com frequência em aplicações cosméticas para endurecer ou espessar o produto final.

Ela é necessária na elaboração de pomadas, em produtos para modelar o cabelo e em protetores labiais.

Extrato de hamamélis. Este extrato **antisséptico** deriva da casca da árvore de hamamélis, e é muito usado como uma opção mais suave do que o álcool. Suas propriedades naturalmente **adstringentes** tornam-no perfeito para tratamentos de pele curativos.

Argilas medicinais. As argilas são ótimas substâncias naturais para uso no cuidado da face, da pele e do cabelo. Há diversos tipos de argilas cosméticas disponíveis, incluindo argila bentonita, argila rhassoul, argila de caulim [argila branca] e argila verde francesa. Embora você vá precisar apenas de um tipo, cada argila proporciona seus próprios benefícios. Em minhas prateleiras farmacêuticas, sempre tenho argila bentonita e argila rhassoul.

Aplicações

Os três principais métodos de aplicação dos óleos essenciais são tópico, aromático e interno. Nota: a ingestão de óleos essenciais não é recomendada sem supervisão médica, de modo que deixarei as aplicações internas para os profissionais.

Uso tópico

As aplicações tópicas são diluídas e aplicadas diretamente na pele. Mais frequentemente são usadas para curar a pele em si, mas também podem ser usadas para tratar problemas agudos, como dores musculares e tosse. A aplicação tópica é o método mais lento de fazer os óleos essenciais penetrarem na corrente sanguínea. Algumas das formas mais empregadas de aplicações tópicas são:

Pomadas e bálsamos. Usados para curar cortes, arranhões e esfoladuras, esses produtos podem também ajudar em problemas agudos, como dores musculares, cólicas menstruais e dores de crescimento.

Loções, cremes e manteigas corporais. Adicione os óleos essenciais para tratar rugas, linhas de expressão, cicatrizes, pele seca e celulite.

Unguentos descongestionantes. Os óleos essenciais de um unguento descongestionante podem ajudar a aliviar tosse, congestão nasal e nariz entupido.

Banhos. Banhos aromáticos são usados para tudo, desde dores musculares até sintomas de resfriado e gripe. Um banho relaxante com óleos essenciais pode melhorar um humor depressivo e reduzir o estresse.

Compressas quentes e frias. No lugar de um banho, compressas quentes ou frias podem ser muito úteis quando a temperatura do corpo sobe ou você precisa reduzir a ansiedade. Podem ser usadas também para limpar certos ferimentos.

Produtos para o cuidado dos cabelos. Os óleos essenciais podem ser usados para alongar, fortalecer e desintoxicar seu cabelo e couro cabeludo. Quando adicionados ao shampoo, podem deter a caspa e repelir e matar piolhos.

Óleos de massagem. Provavelmente o método mais antigo de aplicação tópica, uma massagem com óleo essencial pode curar um corpo ferido e acalmar uma mente ansiosa.

Aromático

Sendo o método mais rápido de fazer com que os óleos essenciais cheguem à corrente sanguínea, as aplicações aromáticas são inaladas e chegam ao cérebro, aos pulmões e ao sistema circulatório. Podem ser usadas para tratar dores de cabeça, insônia, sintomas de resfriado e gripe, e para melhorar o foco e a concentração. Há muitas formas de cheirar uma rosa, claro, mas estas são algumas das aplicações aromáticas mais usadas:

Difusão. Difundindo os óleos essenciais, você pode limpar o ar de sua casa de forma eficaz, e ao mesmo tempo tratar quaisquer problemas de saúde.

Vaporizadores de chuveiro. Tudo o que é necessário são algumas gotas de óleo essencial em uma toalhinha ou em um vaporizador de chuveiro* para desfrutar de uma "fuga" relaxante. O vapor é especialmente útil para problemas respiratórios.

> * Os vaporizadores de chuveiro (*shower steamers*) são tabletes à base de bicarbonato de sódio e óleos essenciais elaborados para serem colocados no piso do boxe durante o banho. Em contato com o vapor do chuveiro, os aromas dos óleos essenciais se dispersam lentamente pelo ambiente, promovendo uma experiência curativa e equilibradora associada às propriedades do óleo escolhido. Como eles não são facilmente encontrados no Brasil, você pode preparar seus próprios vaporizadores seguindo as receitas indicadas nas páginas 91, 105 e 112, ou, para alcançar efeito semelhante, você pode pingar algumas gotas do óleo essencial diretamente no piso do boxe, a uma distância segura do fluxo da água. (N.E.)

Umidificador. Tente adicionar óleos essenciais à água de um umidificador. Apenas algumas gotas de eucalipto, e você vai respirar com mais facilidade enquanto dorme.

***Sprays* para o corpo ou para o ambiente.** O borrifador de embalagens de *spray* pode espalhar com eficácia os óleos essenciais sobre seu corpo, nas roupas ou nos móveis.

Diluição

Não importa a forma que você escolha para aplicar topicamente os óleos essenciais, a diluição é a chave para um uso seguro e eficaz. Nunca aplique um óleo essencial diretamente na pele – o chamado uso direto – sem usar um óleo carreador. Alguns óleos essenciais podem causar irritação se não forem suficientemente diluídos. Esses "óleos quentes" produzem uma sensação de aquecimento ou de queimadura quando aplicados na pele, e devem ser altamente diluídos para evitar irritações. Eles incluem canela, hortelã-pimenta, manjerona, cravo-da-índia, noz-moscada e pimenta-preta.

    No passado, achava-se que óleos essenciais mais suaves, como lavanda e melaleuca, poderiam ser usados de forma direta, então muitos aromaterapeutas apresentavam reações cutâneas. Usando uma única gota de óleo direto na pele, você corre o risco de desenvolver uma sensibilização permanente a esse óleo. Como alerta a aromaterapeuta Marge Clarke, em seu livro *Essential Oils and Aromatics*, "a sensibilização é para sempre". E sei bem como ela está certa, por experiência própria. Anos atrás, de forma muito imprudente, usei lavanda não diluída na pele rachada e tive uma reação. Hoje, quase 20 anos depois, se entro em contato com a lavanda em qualquer forma, imediatamente desenvolvo uma dermatite de contato que pode levar meses para sarar.

    Diluir os óleos essenciais é fácil – basta combiná-los com um óleo carreador. A porcentagem de diluição depende do tipo de aplicação, de quem vai usar e da idade dessa pessoa. Eis uma tabela básica de diluição, ensinada nas aulas de aromaterapia, mas, por favor, lembre-se de que esta é uma tabela geral de referência para misturas. Alguns óleos essenciais exigem maior diluição que outros, de modo que se recomenda pesquisar cada óleo para evitar qualquer reação imprevista.

TABELA TRADICIONAL DE DILUIÇÃO

ÓLEO CARREADOR	0,5%	1%	1,5%	2,5%	3%	5%	10%
15 ml	1-2 gotas	3 gotas	5 gotas	7-8 gotas	9 gotas	15 gotas	30 gotas
30 ml	3 gotas	6 gotas	9 gotas	15 gotas	18 gotas	30 gotas	60 gotas
60 ml	6 gotas	12 gotas	24 gotas	30 gotas	36 gotas	60 gotas	120 gotas

DILUIÇÃO	USOS
0,5%	Bebês, pessoas frágeis/idosas
1%	Bebês, crianças, gravidez/amamentação, pessoas frágeis/idosas
1,5%	Aromaterapia suave, trabalho emocional e energético, gravidez/amamentação, pessoas frágeis/idosas, cremes faciais, loções, esfoliantes
2,5-3%	Óleos de massagem, cuidados gerais com a pele, loções, óleos faciais, óleos corporais, manteiga corporal
5%	Massagem terapêutica, tratamentos agudos, tratamento de feridas, pomadas medicinais, manteiga corporal
10%	Dores musculares, traumatismos, massagem terapêutica, dores físicas agudas, pomadas e bálsamos

Óleos individuais *versus* misturas

Quando você estiver comprando óleos essenciais, vai perceber que pode adquirir óleos individuais ou misturas (*blends*). Qual a diferença? E quais são adequados para você?

Óleos individuais. Um óleo essencial individual é o extrato de uma planta e nada mais. Cada óleo individual é constituído por sua própria combinação complexa de elementos naturais que atuam juntos para proporcionar certos benefícios. Enquanto você está aprendendo sobre a aromaterapia, é melhor concentrar-se primeiro nos óleos individuais, para obter um entendimento mais profundo de suas propriedades individuais antes de usá-los em uma mistura.

Misturas (*blends*). As misturas de óleos essenciais são uma combinação sinérgica de dois ou mais óleos essenciais individuais, para um objetivo diferente e maior do que o de qualquer um dos óleos que a compõem. Os aromaterapeutas criam misturas únicas, visando necessidades específicas. Você pode adquirir misturas de óleos essenciais já prontas, mas, a longo prazo, pode ser mais barato e eficaz adquirir os óleos individuais e misturar receitas que respondem a suas próprias necessidades. Todas as receitas deste livro são misturas de óleos essenciais.

Misturas

Uma vez que você passe a conhecer muitos dos óleos individuais, a criação das misturas virá naturalmente. Você pode usar os perfis dos 30 óleos essenciais apresentados na **PARTE 2** para aprender sobre as propriedades e o aroma de cada óleo, e como certos óleos combinam bem quando misturados.

As três estratégias principais para criar misturas de óleos essenciais são baseadas em:

- **Aroma.** Os perfumistas com frequência misturam óleos essenciais combinando as fragrâncias que cheiram bem juntas. O jeito mais fácil de criar uma mistura pelo aroma é escolher três óleos essenciais, incluindo um de nota superior, um de nota média e um de nota de base.
  - *Notas superiores.* As notas superiores são os aromas que evaporam mais rapidamente, em geral dentro de uma a duas horas. Os óleos essenciais de nota superior incluem todos os óleos cítricos, manjericão, eucalipto, lavanda, hortelã-pimenta e hortelã-verde.
  - *Notas médias.* As notas médias são os aromas que evaporam entre duas e quatro horas. Os óleos essenciais de nota média incluem pimenta-preta, camomila, canela, sálvia esclareia, cravo-da-índia, abeto, gerânio, rosa, alecrim, manjerona, melaleuca e tomilho.
  - *Notas de base.* As notas de base são os aromas que demoram mais tempo para evaporar por completo, por vezes até dias. As notas de base incluem cedro Atlas, olíbano, gengibre, sândalo, baunilha e vetiver.

- **Ação terapêutica.** Este método de mistura baseia a escolha dos óleos essenciais em seu potencial para agir sobre um problema agudo físico ou mental. Por exemplo, para fazer uma mistura que ajuda a curar e limpar um ferimento, você deve selecionar óleos essenciais com propriedades antibacterianas, antissépticas e talvez analgésicas (ou seja, de alívio da dor). Com os 30 perfis de óleos essenciais da **PARTE 2**, você pode facilmente criar uma mistura medicinal para algum problema de saúde específico, embora ela possa não funcionar da mesma forma para todo mundo.

- **Química.** Este método é usado mais frequentemente por aromaterapeutas clínicos, com formação na composição química dos óleos, seus efeitos terapêuticos, técnicas avançadas de mistura de óleos essenciais e medidas de segurança. Uma vez que este é um livro introdutório, não vamos aprender a fazer as misturas utilizando o aspecto químico. Se você quer saber mais sobre a ciência e a arte da mistura dos óleos essenciais, consulte *Aromatherapeutic Blending: Essential Oils in Synergy*, de Jennifer Peace Rhind.

Você pode criar com facilidade misturas para finalidades aromáticas e ações terapêuticas que se adequem a todas as suas necessidades. Sugiro começar com dois óleos essenciais e ir acrescentando outros às suas misturas à medida que vai se familiarizando com elas. Leve em conta as seguintes questões antes de começar, para poder adequar a mistura a suas necessidades:

Qual o objetivo? Definir seu intuito vai ajudá-lo a selecionar um método para criar sua mistura. Se você quer um perfume ou uma colônia, basear sua mistura no aroma é o melhor caminho. Se está procurando aliviar músculos doloridos, a mistura baseada em ação terapêutica é uma opção melhor.

Quem vai usá-la? A resposta a essa questão vai determinar os óleos essenciais cujo uso é seguro e as diluições adequadas.

Há alguma preocupação quanto à segurança? Leve em conta a idade e a preocupação com a saúde da pessoa que usará a mistura. Também é importante levar em conta possíveis interações com medicamentos e o risco de fototoxicidade (ou seja, se há chance de a pessoa expor-se ao sol depois de usar os óleos essenciais).

Substituição

Uma das perguntas que mais escuto é "Qual óleo essencial posso usar no lugar de _____?". Às vezes é fácil responder, mas com frequência é necessário muito mais do que trocar aromas similares um pelo outro para conseguir a substituição adequada. Aqui estão três métodos diferentes que você pode usar para substituir um óleo essencial em qualquer receita:

Substituições aromáticas. Quando você faz substituições com base em aromas similares, é útil escolher óleos essenciais da mesma família. As famílias de aromas incluem cítrico, amadeirado, terroso, floral, picante, mentolado e medicinal.

Substituições terapêuticas. Ao escolher substitutos com base em objetivos terapêuticos, concentre-se nos óleos essenciais com propriedades curativas iguais ou parecidas.

Semelhanças químicas. A química é, no fim das contas, o que proporciona a um óleo essencial suas propriedades terapêuticas. Este é um método mais avançado de substituição, e o livro de Robert Tisserand, *Essential Oil Safety*, fornece perfis químicos úteis, caso você tenha interesse em aprender mais.

Se você não dispõe de algum óleo essencial listado na receita, sinta-se livre para encontrar um substituto, usando as sugestões que ofereço na próxima seção.

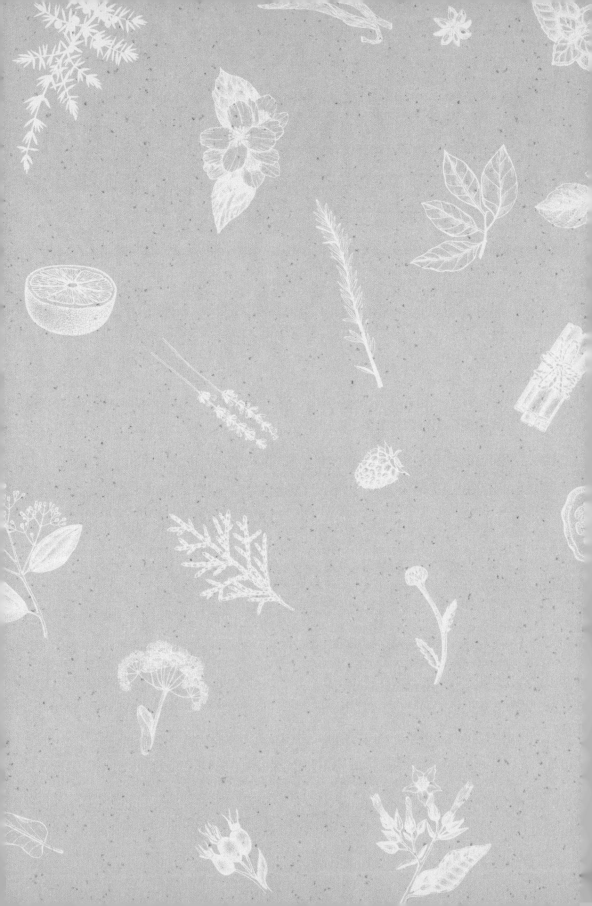

PARTE 2

PERFIS DOS ÓLEOS

Os óleos essenciais e os óleos carreadores constituem a base da aromaterapia, e juntos podem criar resultados miraculosos. Com frequência, supõe-se que a aromaterapia envolve apenas óleos essenciais, mas os óleos carreadores são igualmente importantes. Nesta **PARTE 2**, vamos ver mais detalhes sobre os óleos carreadores: o que são, sua importância e seus usos. No **CAPÍTULO 3**, vou apresentar os 10 óleos carreadores com melhor relação custo-benefício para se ter à mão, e falarei sobre cinco dos meus óleos "de luxo" favoritos, que você pode usar para o cuidado da pele e dos cabelos. Finalmente, no **CAPÍTULO 4** você encontrará 30 perfis individuais dos óleos essenciais mais utilizados, empregados nas receitas deste livro.

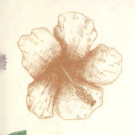

CAPÍTULO 3

Óleos carreadores mais utilizados

Muitas pessoas confundem os óleos carreadores com os óleos essenciais, mas eles são muito diferentes. Os óleos essenciais são voláteis (o que significa que eles evaporam) e extremamente concentrados, enquanto os óleos carreadores são óleos graxos vegetais obtidos a partir de sementes, nozes ou grãos, e são usados para diluir e "carregar" os óleos essenciais. Usados com frequência em cosméticos, por suas propriedades hidratantes, os óleos carreadores são ricos em muitas das vitaminas e dos minerais dos quais a pele e o cabelo necessitam. Todas as suas loções, as manteigas corporais, os condicionadores de cabelo e os sabonetes contêm óleos carreadores. Como os óleos essenciais, cada óleo carreador tem suas propriedades características que os tornam especiais. Alguns óleos são mais pesados que outros, e são melhores para hidratação profunda de pele e cabelo secos, enquanto outros são muito mais leves e melhores para equilibrar a acne, a pele oleosa ou a oleosidade do couro cabeludo. Neste capítulo, você vai aprender mais sobre os óleos carreadores mais utilizados e as várias formas de utilização.

Azeite de oliva

Prensado a frio a partir dos caroços de azeitona, este óleo pesado e nutritivo é absorvido pela pele com moderada rapidez, e deixa um resíduo levemente gorduroso. Usado durante séculos pelos gregos para tudo, de tratamento da pele a hidratação, o azeite de oliva tem preço muito acessível e pode ser usado com (ou substituir) o óleo de coco em todas as pomadas curativas que você fizer.

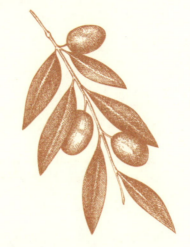

Bom para: este é um óleo versátil e hidratante. É o óleo base perfeito para pomadas medicinais, manteigas corporais, cremes de barbear e condicionadores de cabelo. Proporciona um deslizar bastante decente, o que o torna perfeito para massagens aromaterápicas.

Prós e contras: fácil de encontrar, a preços variados, é um óleo valioso, empregado na culinária, em medicamentos à base de ervas e em outros usos domésticos. Com um nível comedogênico 2, o azeite de oliva pode obstruir os poros em pessoas com acne ou pele oleosa, e deve ser diluído com um óleo carreador mais leve quando usado no rosto.

Considerações sobre segurança: para desfrutar dos maiores benefícios deste óleo, use apenas azeite de oliva extra virgem para suas aplicações de beleza. O azeite de oliva refinado pode conter resíduos químicos do processo de refino.

Armazenamento: tem validade de dois anos quando armazenado em condições adequadas. Para a validade máxima, guarde em local fresco e escuro. Não é necessária refrigeração.

Recomendações: o azeite de oliva com frequência é o mais indicado nas receitas deste livro para unguentos e pomadas medicinais, e também é uma ótima adição hidratante a manteigas corporais, cremes para a região dos olhos e esfoliantes de açúcar ou sal. Para uma depilação com lâmina o mais rente possível, é importante que você prepare a pele com uma esfoliação prévia. Para preparar um esfoliante fácil de açúcar, misture ¼ de xícara de azeite de oliva, 1 xícara de açúcar e 25 gotas de óleo essencial de *grapefruit*. Use o esfoliante para deixar a pele lisa antes de usar a lâmina.

Óleo de abacate

Prensado a frio a partir da polpa do fruto do abacate, o óleo de abacate é um óleo carreador pesado, de absorção lenta pela pele e que não deixa resíduos gordurosos. Com preço muito acessível, é rico em vitaminas A, B, D e E, e em beta caroteno. Também é um óleo de penetração profunda, o que o torna perfeitamente adequado para peles e cabelos secos, maduros ou danificados pelo sol.

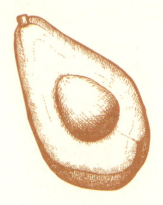

Bom para: o óleo de abacate é mais adequado a aplicações regenerativas e hidratantes, incluindo cremes para a região dos olhos, manteigas corporais e condicionadores capilares profundos. Adicionado em pequenas quantidades a seu hidratante preferido, o óleo de abacate pode ajudar a suavizar linhas de expressão e rugas, e ao mesmo tempo hidratar e melhorar a textura de sua pele.

Prós e contras: o óleo de abacate é um óleo profundamente nutritivo, que funciona melhor quando diluído com outros óleos carreadores mais leves. Tem nível comedogênico 3, o que significa que pode obstruir os poros e causar acne; isso faz com que seja particularmente importante diluí-lo para o uso facial. O óleo de abacate não apenas nutre e fortalece o cabelo, mas também promove novo crescimento capilar.

Considerações sobre segurança: nenhum efeito adverso conhecido foi relatado.

Armazenamento: o óleo de abacate tem validade de um ano a um ano e meio quando armazenado em condições adequadas. Para validade máxima, guarde-o em um recipiente escuro, em local fresco e escuro. A refrigeração é recomendada.

Recomendações: para a pele seca ou madura, o óleo de abacate pode ser adicionado em pequenas quantidades a hidratantes e cremes faciais e a cremes para a região dos olhos. Aplique algumas gotas de óleo de abacate aos calcanhares diariamente, para mantê-los firmes e suaves. Para fazer um condicionador de cabelo simples, misture 30 ml de óleo de abacate com 9 gotas de óleo essencial de alecrim e aplique ao cabelo, trabalhando das pontas na direção do couro cabeludo. Cubra o cabelo com uma touca de banho por 10 a 15 minutos. Lave duas vezes com shampoo e passe condicionador como de costume.

Óleo de amêndoas doces

Prensado a frio a partir das sementes das amêndoas doces, este é um óleo multiúso, que a pele absorve com média rapidez. Com preço acessível e podendo ser usado sozinho ou em combinação com outros óleos carreadores, sabe-se que o óleo de amêndoas doces estimula a produção de colágeno e protege contra os raios ultravioleta.

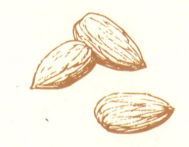

Bom para: usado topicamente em pomadas, loções e cremes, pode tratar queimaduras superficiais, feridas, dermatite e eczema. Com frequência é adicionado a hidratantes faciais, loções e banhos, devido à sua capacidade de promover uma pele suave, jovem e sem imperfeições.

Prós e contras: o óleo de amêndoas doces é fantástico para todos os tipos de peles, mas pode causar uma reação alérgica a pessoas que têm alergia a frutas secas. Este óleo hidratante tem nível comedogênico 2, o que significa que pode obstruir os poros em pessoas com acne ou pele oleosa se não for diluído com óleos carreadores mais leves.

Considerações sobre segurança: este óleo é feito com amêndoa, uma fruta seca, de modo que as pessoas com alergias a frutas secas devem ter cautela ao usá-lo. No caso de alergia a frutas secas, consulte seu médico antes do uso. Note, ainda, que o óleo de amêndoas doces não deve ser confundido com o óleo de amêndoas amargas, que tem propriedades tóxicas.

Armazenamento: o óleo de amêndoas tem validade de um ano quando armazenado em condições adequadas. Para a validade máxima, guarde em local fresco e escuro. Não é necessária refrigeração.

Recomendações: pode ser usado sozinho ou combinado com outros óleos carreadores em qualquer receita deste livro. Também é rico em enxofre, um repelente natural de carrapatos, o que faz dele uma perfeita adição hidratante a qualquer *spray* repelente de insetos, inclusive *sprays* naturais para cães contra pulgas e carrapatos.

Óleo de coco

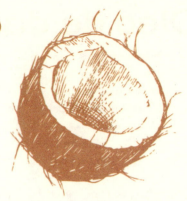

Neste livro, você vai encontrar indicações de dois tipos de óleo de coco prensado a frio: não refinado e fracionado. O óleo de coco não refinado tem um leve aroma de coco, pode ser sólido ou líquido, dependendo da temperatura, e é um óleo mais pesado, absorvido pela pele com rapidez média. O óleo de coco fracionado, por outro lado, não tem cheiro, permanece líquido a qualquer temperatura e tem rápida absorção.

Bom para: o óleo de coco é bem conhecido no mundo todo por seus múltiplos usos. Sendo um óleo de preço acessível, é bom para todos os tipos de aplicações, incluindo produtos para o cuidado do cabelo, produtos hidratantes para o cuidado da pele e pomadas e unguentos antibacterianos. O óleo de coco fracionado é usado com frequência em *roll-ons* aromaterápicos, por ser a opção de preço mais acessível.

Prós e contras: embora seja supostamente um ótimo hidratante facial, o óleo de coco tem nível comedogênico 4, o que significa que vai obstruir poros. É um ótimo hidratante para o resto do corpo e para o cabelo, mas evite usá-lo em qualquer receita para o cuidado facial. O óleo de coco não refinado é tão versátil que pode ser usado em uma pomada de uso múltiplo que hidrata a pele, protege os lábios e tem ação antibacteriana.

Considerações sobre segurança: alérgicos a coco devem evitar este óleo.

Armazenamento: o óleo de coco tem validade de dois a quatro anos quando armazenado em condições adequadas. Para a validade máxima, guarde em local fresco e escuro. Não é necessária refrigeração. Enquanto o óleo de coco fracionado permanece líquido a qualquer temperatura, o óleo de coco não refinado solidifica a menos de 25 graus centígrados, mas pode ser derretido facilmente ao ser aquecido entre suas mãos.

Recomendações: o óleo de coco não refinado é o óleo que indico com maior frequência nas receitas de pomadas deste livro, enquanto o óleo de coco fracionado é mais usado em receitas de *roll-ons* aromaterápicos. Se a pele seca o incomoda durante a época fria, você vai entender por que o óleo de coco não refinado é um dos ingredientes principais da receita de manteiga corporal batida. É perfeito para o inverno!

Óleo de damasco

Prensado a partir dos caroços de damasco, ricos em óleos, o óleo de damasco é um óleo leve, de rápida absorção pela pele, sem deixar nenhum resíduo oleoso. Este óleo é rico em vitaminas A e E, e é muito parecido com o sebo natural da pele.

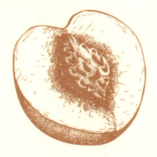

Bom para: o óleo de damasco proporciona uma hidratação profunda, o que faz dele o óleo perfeito para dar uma nova vida ao cabelo e à pele secos. Pode ser usado em óleos faciais hidratantes, manteigas corporais e cremes para a região dos olhos para suavizar rugas e linhas de expressão. Também pode ser usado como um óleo medicinal em pomadas para cortes, arranhões e pele rachada com comichões.

Prós e contras: o óleo de damasco é ótimo para peles secas ou maduras, mas pode ser forte demais para ser usado sozinho em pessoas com acne ou pele oleosa. Dilua com óleo de semente de cânhamo para colher seus benefícios sem obstruir os poros. Rico em vitaminas A e E, o óleo de damasco tem um nível comedogênico 2, o que significa que não vai obstruir os poros para a maioria das outras pessoas; isso faz dele um ótimo óleo para produtos de limpeza e hidratação faciais.

Considerações sobre segurança: se você tem alergia a frutas secas, o óleo de damasco pode ser usado no lugar do óleo de amêndoas doces.

Armazenamento: o óleo de damasco tem validade de um ano quando armazenado em condições adequadas. Para a validade máxima, guarde em um recipiente escuro, em local fresco e escuro. A refrigeração é opcional.

Recomendações: para peles secas ou maduras, o óleo de damasco pode ser usado em qualquer receita deste livro. Para um condicionador profundo revitalizante, misture 30 ml de óleo de damasco com 5 gotas de óleo essencial de laranja-doce e aplique nas pontas do cabelo. Cubra com uma touca de banho e deixe por 10 a 15 minutos. Lave com shampoo duas vezes e passe condicionador como de costume.

Óleo de jojoba

Prensado a frio a partir das sementes da jojoba, na verdade não é um óleo, mas uma cera líquida que é absorvida pela pele com moderada rapidez, sem deixar resíduos gordurosos. Conhecido por ter a composição química que mais se assemelha ao sebo da pele humana, o óleo de jojoba frequentemente é usado para acne e pele oleosa, mas pode beneficiar peles de todos os tipos.

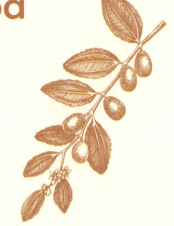

Bom para: o óleo de jojoba com frequência é usado em produtos para o cuidado do rosto, da pele e do cabelo. É um óleo nutritivo que funciona para acne e pele oleosa por sua suave capacidade de dissolver a sujeira e o óleo sem deixar qualquer resíduo. É uma adição maravilhosa a loções, manteigas corporais e hidratantes faciais.

Prós e contras: embora seja um excelente óleo carreador para aplicações aromaterápicas, o óleo de jojoba tende a ser mais caro que os outros óleos carreadores. Recomendo usar este óleo como uma adição de luxo à sua rotina de cuidado com a pele. Tem nível comedogênico 2, o que significa que pode obstruir os poros.

Considerações sobre segurança: nenhum efeito adverso conhecido foi relatado.

Armazenamento: o óleo de jojoba tem validade de cinco anos quando armazenado em condições adequadas. Para a validade máxima, guarde em local fresco e escuro. Não é necessária refrigeração.

Recomendações: pode ser usado na pele, no cabelo e nas unhas, sozinho ou combinado com outro óleo carreador. Para fazer uma reunião divertida, dê uma festa de máscaras de lama e drinques mimosa, e ofereça esta máscara facial caseira para que todos os seus amigos experimentem:

1. Misture 5 gotas de óleo de jojoba, 2 colheres de sopa de argila rhassoul e 3 gotas de óleo essencial de ylang-ylang em uma tigela pequena de vidro.

2. Adicione uma pequena quantidade de água para ativar a argila, misturando até adquirir consistência de pudim.

3. Aplique sua máscara desintoxicante de lama, e deguste as mimosas por 15 a 20 minutos antes de enxaguar.

4. A seguir use um tônico e um hidratante (veja na página 143 uma receita de tônico).

Óleo de rícino

Prensado a frio a partir das sementes de mamona, o óleo de rícino é um óleo espesso, de absorção lenta pela pele, e que pode ser secante se usado sozinho. É rico em ácido ricinoleico e ácidos graxos ômega-6, o que o torna um favorito para receitas para crescimento do cabelo e limpeza de óleo. O óleo de rícino é ótimo para acne, peles oleosas e peles maduras.

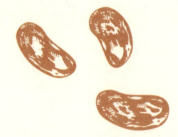

Bom para: é uma ótima adição a qualquer produto para o cuidado dos cabelos, deixando o cabelo hidratado, brilhante e macio. Este óleo hidratante é bem conhecido por sua capacidade de estimular o crescimento dos cabelos, inclusive dos cílios. Com frequência é adicionado a sabonetes, loções e protetores labiais, especialmente por proporcionar um acabamento brilhante.

Prós e contras: o óleo de rícino é um óleo relativamente seco, e funciona melhor quando diluído com outros óleos carreadores. Tem nível comedogênico 1, o que significa que não vai obstruir poros e é perfeitamente adequado para acne e pele oleosa. É o melhor óleo carreador para promover um crescimento capilar saudável.

Considerações sobre segurança: algumas pessoas podem apresentar irritações se o óleo de rícino for usado sem diluição com algum outro óleo carreador, de modo que é recomendado diluí-lo para aplicações na pele.

Armazenamento: tem validade de cinco anos quando armazenado em condições adequadas. Para a validade máxima, guarde em local fresco e escuro. Não é necessária refrigeração.

Recomendações: o óleo de rícino é um ingrediente em muitas das receitas deste livro para lábios, cabelo e cuidados faciais. Quer cílios mais exuberantes? Usando um pincel para máscara limpo, aplique óleo de rícino nos cílios de noite, antes de dormir, e veja um crescimento de causar inveja!

Óleo de semente de abóbora

Prensado a frio a partir das sementes de abóbora, este óleo rico em vitaminas tem absorção lenta pela pele, e não deixa resíduos gordurosos. O óleo de semente de abóbora é usado com frequência na culinária, mas suas potentes qualidades curativas para a pele estão ganhando popularidade no mundo da beleza. Rico em ácidos graxos ômega-3 e em vitaminas A, C e E, é perfeito para peles secas e maduras.

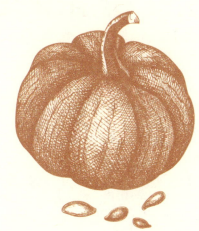

Bom para: é um óleo hidratante nutritivo, que funciona melhor quando combinado com outros óleos carreadores. Com frequência é usado em produtos para o cuidado da pele, para peles maduras ou envelhecidas, devido às suas propriedades antioxidantes, que o tornam eficaz para eliminar estrias, cicatrizes e rugas. Este óleo também é uma adição de luxo a manteigas corporais, hidratantes faciais e tratamentos capilares de condicionamento profundo.

Prós e contras: o óleo de semente de abóbora tende a ser mais caro que alguns outros óleos carreadores, e deve ser refrigerado. É ótimo para peles secas e maduras, mas beneficia peles de todos os tipos. Com nível comedogênico 2, este óleo pode obstruir os poros em pessoas com acne ou pele oleosa, caso não seja diluído com algum outro óleo.

Considerações sobre segurança: nenhum efeito adverso conhecido foi relatado.

Armazenamento: o óleo de semente de abóbora tem validade de um ano quando armazenado em condições adequadas. Para a validade máxima, guarde-o na geladeira.

Recomendações: o óleo de semente de abóbora é uma requintada adição a qualquer receita deste livro para a pele, os lábios e o cabelo. Ótimo para suavizar e hidratar o cabelo, promovendo também um crescimento saudável, o óleo de semente de abóbora é ainda um excelente condicionador para a barba.

Capítulo 3 — Óleos carreadores mais utilizados

Óleo de semente de cânhamo

Prensado a frio a partir das sementes do cânhamo, este óleo leve e nutritivo tem rápida absorção pela pele, e não deixa resíduos oleosos. O óleo de semente de cânhamo é bastante hidratante para a pele e o cabelo, sendo adequado para todos os tipos de pele. Este óleo carreador verde, com aroma de frutas secas, também é um dos mais nutritivos e completos óleos carreadores.

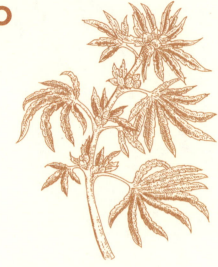

Bom para: o óleo de semente de cânhamo é meu óleo carreador preferido. É o óleo base perfeito para hidratantes faciais, manteigas corporais e loções. Além de ser ótimo para todos os tipos de pele, é importante notar que é a melhor escolha para acne e pele oleosa. É maravilhoso para utilização em tratamentos capilares de condicionamento profundo, pois acalma inflamações no couro cabeludo, equilibra sua oleosidade, promove o crescimento capilar e deixa o cabelo sedoso e macio.

Prós e contras: não há desvantagens no uso do óleo de semente de cânhamo. É ótimo para todos os tipos de pele, incluindo acne e pele oleosa, e pele seca. Tem nível comedogênico 0, o que significa que não vai obstruir poros; isso o torna um ótimo óleo para massagem e também óleo carreador para aplicações aromaterápicas.

Considerações sobre segurança: nenhum efeito adverso conhecido foi relatado.

Armazenamento: o óleo de semente de cânhamo tem validade de um ano quando armazenado em condições adequadas. Para a validade máxima, guarde em local fresco e escuro. É recomendada refrigeração.

Recomendações: neste livro, o óleo de semente de cânhamo é usado com frequência em receitas para cuidado com o rosto, a pele e os cabelos. Pode ser facilmente empregado sozinho ou combinado com óleos mais luxuriantes para hidratar a pele e o cabelo sem deixar uma sensação gordurosa. Você limpa o rosto com óleo? O óleo de semente de cânhamo funciona extremamente bem sozinho ou quando combinado com o óleo de rícino, como produto natural de limpeza facial para todos os tipos de pele.

Misture 30 ml (2 colheres de sopa) de óleo de semente de cânhamo com os seguintes óleos essenciais: 3 gotas de coentro (sementes), 3 gotas de *grapefruit* e 3 gotas de lavanda. Aplique o óleo no rosto seco, massageando as áreas afetadas. Enxágue o rosto usando água quente e uma toalhinha limpa. Não se esqueça de usar em seguida um tônico e um hidratante (veja as receitas no **CAPÍTULO 8**, página 135).

Óleo de semente de uva

Prensado a frio a partir das sementes, o óleo de semente de uva é muito leve, absorvido rapidamente pela pele, e não deixa resíduos oleosos. É inodoro e constitui um dos óleos carreadores mais leves disponíveis.

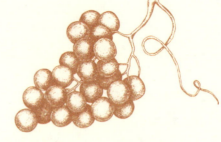

Bom para: rico em vitamina E, é meu óleo favorito para aplicações como perfume, pois tende a reter o aroma por mais tempo do que qualquer outro óleo carreador. Rico em antioxidantes, é usado com frequência em aplicações para peles maduras, suavizando rugas e linhas de expressão, enquanto firma e tonifica a pele.

Prós e contras: o óleo de semente de uva é ótimo para todos os tipos de pele, mas é especialmente eficaz para acne e pele oleosa. Tem nível comedogênico 1, o que significa que não vai obstruir os poros. Facilmente absorvido, é o óleo carreador perfeito para massagens, cuidado da pele e perfumes.

Considerações sobre segurança: nenhum efeito adverso conhecido foi relatado.

Armazenamento: o óleo de semente de uva tem validade de um ano quando armazenado em condições adequadas. Para a validade máxima, guarde-o em local fresco e escuro. Não é necessária refrigeração.

Recomendações: é um óleo carreador maravilhoso para qualquer aplicação deste livro, sobretudo para equilibrar a pele oleosa e reduzir imperfeições cutâneas. Para um hidratante diário simples, adequado para acne e pele oleosa, misture 30 ml de óleo de semente de uva com 3 gotas de óleo essencial de limão-siciliano e 3 gotas de óleo essencial de lavanda. Esfregue 3 a 5 gotas de hidratante entre as palmas das mãos e aplique com suavidade ao rosto limpo.

Mais óleos carreadores

Os óleos carreadores cujos perfis são apresentados neste livro não são os únicos que você pode usar para criar produtos personalizados para o rosto, o cabelo e o cuidado da pele. Muitos dos óleos carreadores mais caros podem ser adicionados a suas misturas para aumentar a potência delas.
Eis aqui cinco de meus preferidos:

Óleo de argan: rico em ácidos graxos e vitamina E, o óleo de argan é bem conhecido por sua capacidade de hidratar e suavizar o cabelo, a pele e as unhas. Conhecido como "ouro líquido", pode acalmar a pele inflamada e reduzir o aparecimento de linhas de expressão e rugas.

Óleo de prímula: tradicionalmente chamado de "cura-tudo do rei", devido à sua ampla gama de propriedades curativas e aos seus benefícios "majestosos", o óleo de prímula suaviza e hidrata cabelo, pele e couro cabeludo, ao mesmo tempo em que mantém sua elasticidade.

Óleo de semente de romã: é um óleo de penetração profunda, que estimula a produção de colágeno, aumenta a elasticidade da pele e promove a reversão de danos à pele e às cicatrizes. Pode ser um pouco caro, uma vez que são necessários mais de 90 quilos de sementes de romã para produzir cerca de meio quilo de óleo!

Óleo de rosa mosqueta: é um óleo fantástico para cicatrizes e estrias. Facilmente absorvido, é rico em vitaminas A, C e E, e ácidos graxos, que podem reduzir a descoloração e ajudar a estimular a produção de colágeno. Além de suavizar e hidratar a pele, o óleo de rosa mosqueta tem propriedades regenerativas que atuam na redução de rugas e linhas de expressão, eliminam cicatrizes e protegem contra estrias.

Óleo de tamanu: é um óleo espesso, de absorção lenta pela pele, mas que proporciona uma miríade de benefícios curativos. Conhecido como "ouro verde", este óleo exuberante é fantástico em aplicações tanto para o cuidado dos cabelos quanto da pele. O óleo de tamanu estimula o cabelo, tornando-o mais longo e mais forte, reduz as linhas de expressão e as rugas, e elimina a celulite.

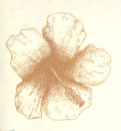

CAPÍTULO 4

30 óleos essenciais mais utilizados

Os óleos essenciais são feitos de uma complexa combinação de constituintes químicos, que determinam suas funções. Isso significa que não existem dois óleos iguais, mas, ao mesmo tempo, eles compartilham muitas qualidades, química e propriedades terapêuticas. É essencial para sua jornada aromaterápica que você dedique algum tempo a cada óleo individualmente, para aprender sobre suas propriedades e potencialidades. Há muitas opções disponíveis, entre elas, escolhi os 30 óleos essenciais a seguir com base em sua popularidade, no seu preço acessível e nos seus múltiplos usos. À medida que se familiariza com as propriedades de cada óleo, você vai aprender como criar misturas aromaterápicas únicas, adequadas às suas necessidades.

Abeto
(Balsâmico ou Siberiano)

Abies balsamea, Abies sibirica

FRESCO, AMADEIRADO, SILVESTRE

Origem: Canadá e Rússia

Método de extração: os ramos e as agulhas são destilados a vapor.

Descrição: o óleo essencial de abeto é amarelo claro, com um delicioso aroma doce de bálsamo e coníferas.

Precauções: nenhuma

Usos: substituto do eucalipto para crianças, tosse, resfriados, congestão nasal, dores musculares, alívio da dor, alergias sazonais, reumatismo, artrite, catarro, problemas respiratórios, limpeza e tratamento de feridas, suporte imune, excesso de muco, cuidado da pele, dor menstrual, regulação da menstruação, fadiga, aromatizador de ambiente, colônias masculinas, limpeza doméstica, micoses, pé de atleta

Aplicações: o óleo essencial de abeto pode ser usado em grande variedade de aplicações, incluindo uma alternativa segura para crianças ao eucalipto em unguentos para o peito, misturas para difusores para tosse e congestão nasal, e vaporizadores de chuveiro. Suas propriedades antissépticas também o tornam uma ótima alternativa segura para crianças ao eucalipto em aplicações para matar germes, como *sprays* e misturas para difusores. Ele pode ser aplicado topicamente para aliviar dores musculares, em forma de pomada ou óleo de massagem. Quando adicionado a um difusor ou *spray* para o ambiente, ele refresca o ar e energiza o humor. O perfume silvestre refrescante do abeto faz dele uma adição perfeita para produtos masculinos como colônias, pós-barbas e pomadas para o cabelo. Seu couro cabeludo está coçando, escamando ou seco? Adicione 5 gotas de óleo essencial de abeto por 30 ml (2 colheres de sopa) de seu shampoo preferido para combater a caspa, equilibrar a oleosidade natural e revelar o brilho natural de seu cabelo!

Ações terapêuticas: analgésico, antibacteriano, antifúngico, anti-inflamatório, antimicrobiano, antisséptico, antiespasmódico, antitússico, adstringente, desodorante, emenagogo, expectorante, estimulante, vulnerário

Mistura bem com: manjericão, bergamota, cedro Atlas, citronela, cravo-da-índia, coentro (sementes), eucalipto, lavanda, limão-siciliano, orégano, hortelã-pimenta, pinheiro-silvestre, *tea tree* lavanda, alecrim, hortelã-verde, manjerona, laranja-doce, melaleuca

Substitutos: eucalipto, *tea tree* lavanda, manjerona

Alecrim

Rosmarinus officinalis

FRESCO, AMADEIRADO, CANFORÁCEO

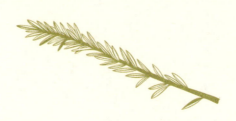

Origem: Espanha, França, Grécia, Itália e Tunísia

Método de extração: os ramos floridos e as folhas são destilados a vapor.

Descrição: o óleo essencial de alecrim tem uma cor que vai de transparente a amarelo-claro e um aroma fresco herbáceo com tons amadeirados medicinais.

Precauções: não deve ser usado por mulheres grávidas ou amamentando. Evite o uso por pessoas com epilepsia. Não é seguro para crianças com menos de seis anos de idade. Em bebês e crianças, não aplique no rosto ou perto dele. O óleo essencial de alecrim pode provocar irritação cutânea se não for diluído corretamente. Quando usado de forma tópica, é recomendada uma diluição máxima de 4% ou 36 gotas por 30 ml (2 colheres de sopa) de óleo carreador.

Usos: clareza mental/energia, foco, depressão, letargia, suporte imune, matar germes, aromatizador/limpador de ambiente, dores musculares, artrite, reumatismo, dor menstrual, *sprays* antissépticos de limpeza, sabão para louça, repelente de insetos, piolhos, caspa, reparação de cabelos, crescimento capilar, acne e pele oleosa, oleosidade do couro cabeludo, tosse, congestão nasal, eliminação de muco, resfriado ou gripe, tratamento de cortes ou feridas, queimaduras

Aplicações: o óleo essencial de alecrim pode ser usado de forma tópica em pomadas e óleos de massagem para aliviar tosse, congestão nasal, dores musculares e dor menstrual. Quando colocado em um difusor, *roll-ons* aromaterápicos ou inaladores pessoais, o alecrim atenua alergias sazonais, aumenta o foco mental e mata germes. O alecrim é ótimo para o cabelo quando adicionado ao shampoo, para equilibrar a oleosidade do couro cabeludo, acabar com a caspa e matar piolhos. Suas propriedades antibacterianas e estimulantes tornam o alecrim uma excelente adição a limpadores, tônicos e hidratantes para quem tem acne ou pele oleosa. Adicione 1 gota de óleo essencial de alecrim a um frasco de 1 litro de shampoo e use duas ou três vezes por semana para um cabelo mais saudável e brilhante.

Ações terapêuticas: analgésico, antibacteriano, antifúngico, anti-inflamatório, antimicrobiano, antioxidante, antirreumático, antisséptico, antiespasmódico, antitússico, antiviral, adstringente, descongestionante, carminativo, digestivo, expectorante, estimulante

Mistura bem com: manjericão, bergamota, pimenta-preta, cedro Atlas, canela, citronela, cravo-da-índia, cipreste, eucalipto, abeto, gengibre, *grapefruit*, lavanda, limão-siciliano, orégano, hortelã-pimenta, *tea tree* lavanda, hortelã-verde, manjerona, melaleuca

Substitutos: cipreste, abeto, orégano, manjerona

Bergamota

Citrus bergamia

VIBRANTE, CÍTRICO, ALEGRE

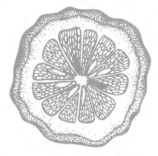

Origem: França e Itália

Método de extração: as cascas do fruto são prensadas a frio.

Descrição: o óleo essencial de bergamota varia do amarelo-vivo ao verde-escuro. Tem um aroma vibrante, cítrico, com tons florais frescos.

Precauções: para aplicações tópicas, use bergamota livre de bergapteno (LFC), para evitar a fototoxicidade com a exposição à luz solar.

Usos: dores musculares, artrite, dores de cabeça, cuidado da pele, acne, alívio para comichões e irritações, inchaço, limpeza de poros, estimulante do crescimento capilar, aromatizador de ambiente, gases, indigestão, supressor de apetite, pé de atleta, assaduras, depressão, ansiedade, cortes e arranhões, eczema, psoríase, catapora, desinfetante de superfícies, queima de gordura, insônia, pele oleosa, oleosidade do couro cabeludo, melhora da circulação, febres

Aplicações: as aplicações para o óleo essencial de bergamota são infindáveis. Ele pode ser adicionado a pomadas e óleos de massagem para ajudar a aliviar músculos doloridos, dores de cabeça, gases e indigestão. Quando adicionado a produtos para o cuidado da pele, incluindo pomadas, sabonetes faciais, tônicos e hidratantes, a bergamota pode ajudar a limpar e tratar cortes e ferimentos, eczema e problemas de pele de adolescentes. A bergamota é muito usada em misturas para difusor, *roll-ons* aromaterápicos e vaporizadores de chuveiro para melhorar o humor. Misture 5 gotas de bergamota com 5 gotas de óleo de coentro (sementes) em seu difusor para uma atmosfera fresca e feliz, que também mata germes e estimula o sistema imune.

Ações terapêuticas: analgésico, antibacteriano, antidepressivo, antifúngico, anti-inflamatório, antioxidante, antisséptico, antiespasmódico, antiviral, afrodisíaco, supressor de apetite, adstringente, carminativo, digestivo, **diurético**, desodorante, expectorante, antitérmico, **sedativo**

Mistura bem com: manjericão, cedro Atlas, camomila, citronela, sálvia esclareia, coentro (sementes), cipreste, eucalipto, abeto, gengibre, *grapefruit*, lavanda, limão-siciliano, capim-limão, *tea tree* lavanda, rosa, manjerona, laranja-doce, melaleuca

Substitutos: coentro (sementes), *grapefruit*, laranja-doce

Camomila-romana

Anthemis nobilis,
Chamaemelum nobilis

DOCE, CALMANTE,
AROMA HERBÁCEO
LEMBRANDO MAÇÃ

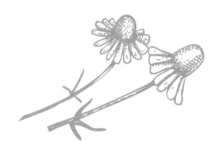

Origem: China, Estados Unidos, França e Reino Unido

Método de extração: os ramos floridos são destilados a vapor.

Descrição: a camomila-romana é amarelo-clara e tem um cheiro doce e herbáceo, como maçãs frutadas.

Precauções: não deve ser usada por alérgicos ao pólen de ambrosia (ou artemísia).

Usos: medicamentos infantis, cólicas, dentição, insônia, ansiedade, dores musculares, menopausa, TPM, cólicas, dores de cabeça, diarreia, indigestão, depressão, rugas, pele seca, acne, mamilos secos ou com rachaduras, assaduras, dor de ouvido, febres, feridas infectadas

Aplicações: o óleo essencial de camomila-romana é muito suave, e pode ser usado em grande variedade de aplicações tópicas, incluindo pomadas medicinais, cremes para o cuidado da pele e cremes noturnos, massagens, banhos para a hora de dormir, bálsamos para os seios de lactantes, bálsamo para o bumbum de bebês, compressas e banhos para o alívio de dores de crescimento.

A camomila também é terapêutica quando usada em difusores, vaporizadores de chuveiro, *roll-ons* aromaterápicos e inaladores pessoais. Os monstros debaixo da cama mantêm as crianças acordadas à noite? Coloque 20 gotas de óleo essencial de lavanda e 20 gotas de óleo essencial de camomila-romana em um frasco de *spray* de 120 ml, e complete com água. Agite bem antes de usar e borrife os lugares perigosos para acalmar os medos da criança e para uma boa noite de sono.

Ações terapêuticas: analgésico, antibacteriano, anti-inflamatório, antimicrobiano, antinevrálgico, antisséptico, antiespasmódico, bactericida, carminativo, digestivo, emenagogo, antitérmico, hepático, sedativo, sudorífero, **vulnerário**

Mistura bem com: bergamota, sálvia esclareia, coentro (sementes), eucalipto, gerânio, gengibre, *grapefruit*, lavanda, limão-siciliano, *tea tree* lavanda, rosa, manjerona, laranja-doce, melaleuca

Substitutos: bergamota, sálvia esclareia, lavanda

Canela (folhas)

Cinnamomum verum,
Cinnamomum zeylanicum

PICANTE, QUENTE, TERROSO

Origem: Índia, Sri Lanka e sudeste asiático

Método de extração: as folhas são destiladas a vapor.

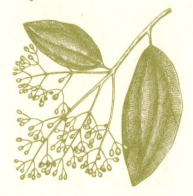

Descrição: o óleo essencial de folha de canela apresenta tonalidades que vão do amarelo ao amarelo-amarronzado, com um cheiro de canela quente e picante.

Precauções: cuidado para não confundir o óleo essencial de casca da canela com o de folha de canela. O óleo essencial de casca de canela não deve ser usado topicamente. O óleo essencial de folha de canela irrita muito menos a pele, e deve ser usado em aplicações tópicas. Para evitar irritações cutâneas, é recomendada uma diluição de 0,6%, ou 5 gotas de óleo por 30 ml (2 colheres de sopa) de óleo carreador.

Usos: reumatismo, resfriados, dores abdominais e dores no peito, cólicas menstruais, enxaguante bucal, gases, alívio da dor, forte agente antibacteriano contra vírus e bactérias, problemas respiratórios, dispepsia, colite, flatulência, náusea, vômitos, perda de apetite, calafrios de resfriados ou gripes, suporte imune

Aplicações: o óleo essencial de folha de canela com frequência é usado em unguentos descongestionantes, misturas para difusor e *sprays* antibacterianos para usar na casa. A canela também costuma ser usada em *sprays* de limpeza, para matar germes e criar um aroma acolhedor e doce. Pode ser adicionada a pomadas para ajudar a aliviar dores musculares, cólicas menstruais e dores de gases (veja receitas para o suporte da *imunidade* no **CAPÍTULO 5**, página 88).

Ações terapêuticas: analgésico, anestésico, antibacteriano, antifúngico, anti-inflamatório, antisséptico, antiespasmódico, antiviral, afrodisíaco, carminativo, emenagogo, imunoestimulante, inseticida, estimulante

Mistura bem com: bergamota, pimenta-preta, cravo-da-índia, coentro (sementes), abeto, olíbano, gengibre, *grapefruit*, lavanda, limão-siciliano, hortelã-pimenta, alecrim, manjerona, laranja-doce

Substitutos: cravo-da-índia, gengibre, orégano

Capim-limão
(*Lemongrass*)

Cymbopogon flexuosus

REJUVENESCEDOR, CÍTRICO, VERDE

Origem: Índia e Sri Lanka

Método de extração: o capim é destilado a vapor.

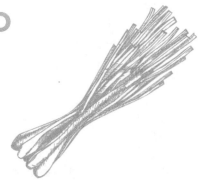

Descrição: de cor amarelado ou âmbar, o óleo essencial de capim-limão tem um aroma cítrico muito forte, que é fresco, herbáceo e lembrando a capim.

Precauções: o óleo essencial de capim-limão pode causar irritação cutânea se não for diluído corretamente. Para aplicações tópicas, é recomendada uma diluição de, no máximo, 0,7% ou 6 gotas de óleo essencial por 30 ml (2 colheres de sopa) de óleo carreador para prevenir irritação. Não deve ser usado com crianças com menos de dois anos. Não é seguro para gestantes e mães amamentando. O óleo essencial de capim-limão também pode interagir com certos medicamentos para diabetes.

Usos: resfriados de cabeça, dores de cabeça, dores estomacais, dor abdominal, dor reumática, acne e pele oleosa, desodorante, creme antifúngico, pomada antibacteriana, repelente de insetos, desinfetante do ar, colite, indigestão, gastroenterite, entorses, estiramentos musculares, hematomas, luxações, depressão, clareza mental, foco, febres

Aplicações: o óleo essencial de capim-limão pode ser aplicado de forma tópica e por inalação. É uma boa adição a pomadas antibacterianas e antifúngicas, e a desodorantes, loções/cremes e *roll-ons* aromaterápicos caseiros. Faça a difusão do capim-limão por toda a casa para melhorar seu humor e limpar o ar. O aroma verde cítrico tão delicioso para nós é repelente para muitos insetos, fazendo dele a adição perfeita para *sprays* e velas contra insetos!

Ações terapêuticas: analgésico, antifúngico, anti-inflamatório, antimicrobiano, antioxidante, antiparasítico, antisséptico, antiviral, adstringente, bactericida, carminativo, desodorante, digestivo, antitérmico, fungicida, inseticida, nervino, sedativo, tônico

Mistura bem com: manjericão, bergamota, cedro Atlas, citronela, coentro (sementes), eucalipto, gengibre, *grapefruit*, lavanda, limão-siciliano, *tea tree* lavanda, alecrim, laranja-doce, melaleuca

Substitutos: citronela, limão-siciliano, eucalipto citriodora

Cedro Atlas
(Atlas Cedarwood)

Cedrus atlantica

DEFUMADO, BALSÂMICO, AMADEIRADO

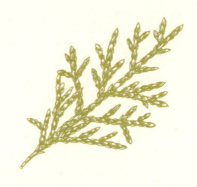

Origem: Marrocos

Método de extração: a madeira e as folhas, entre outras partes, são destiladas a vapor.

Descrição: o óleo essencial de cedro Atlas é levemente amarelo-alaranjado e tem viscosidade média. Tem aroma de bálsamo doce, com tons intensos amadeirados, como uma floresta depois da chuva.

Precauções: nenhuma

Usos: tosse, bronquite, reumatismo, verrugas, erupções cutâneas, alergias, insônia, tensão nervosa, foco, calmante, atenção, catarro, cuidado da pele, pele oleosa, acne, caspa, oleosidade do couro cabeludo, repelente de insetos, dores musculares

Aplicações: o óleo essencial de cedro Atlas é amplamente usado em repelentes de insetos e *sprays* inseticidas. Quando combinado com óleo essencial de laranja-doce, não tem nenhum inseto que não possa combater (veja as receitas no **CAPÍTULO 9**, página 153)! O cedro Atlas com frequência é usado em combinação com a lavanda em difusores e *roll-ons* aromaterápicos que ajudam a promover a calma, o foco e uma mente relaxada para o sono. Foi demonstrado que, quando difundido em um escritório ou em uma sala de aula, o óleo essencial de cedro Atlas aumenta o foco mental, a atenção e até as notas dos alunos.

Ações terapêuticas: antifúngico, anti-inflamatório, antisséptico, antiespasmódico, adstringente, estimulante circulatório, diurético, emenagogo, expectorante, inseticida, sedativo

Mistura bem com: manjericão, bergamota, camomila, sálvia esclareia, coentro (sementes), olíbano, gerânio, *grapefruit*, lavanda, pinheiro-silvestre, alecrim, manjerona, laranja-doce

Substitutos: lavanda, vetiver, cedro da Virgínia

Cipreste

Cupressus sempervirens

AMADEIRADO, LIMPO, FRESCO

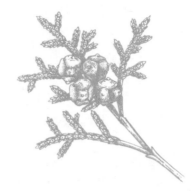

Origem: Espanha, França e Marrocos

Método de extração: os ramos e as agulhas são destilados a vapor.

Descrição: o óleo essencial de cipreste é um líquido quase translúcido ou amarelo-claro, com o cheiro característico das florestas de cipreste. Tem aroma balsâmico doce, com um toque de pinho ou zimbro.

Precauções: nenhuma

Usos: varizes, hemorroidas, fluxo menstrual muito intenso, regulação menstrual, dismenorreia, cólicas menstruais, sintomas da menopausa, ondas de calor severas, tosse, bronquite, coqueluche, tratamento de acne e pele oleosa, transpiração excessiva, odor corporal, asma, sinusite, alergias sazonais, dores musculares, tratamento de feridas, febres, repelentes de insetos, distúrbios do sono, peito congestionado, tratamento de resfriado ou gripe, desinfetantes, perfumes masculinos

Aplicações: este é um óleo poderoso, que pode ser usado em muitas aplicações diferentes, inclusive topicamente em pomadas ou óleos de massagem para dores musculares, cólicas menstruais, tosse e congestão nasal, e veias varicosas. Pode ser despejado em um banho de imersão, para relaxar, ou adicionado a *sprays* e velas para ajudar a repelir insetos no quintal. Quando adicionado a um tônico ou hidratante facial, pode tonificar a pele e combater a acne. Alergias sazonais, sinusite ou congestão nasal chegaram à sua casa? Faça a difusão do óleo essencial de cipreste em seu quarto ou no vapor do chuveiro para ajudar você a respirar melhor. Misture 10 gotas de óleo essencial de cipreste e 4 gotas de óleo essencial de limão-siciliano por 30 ml (2 colheres de sopa) de óleo carreador e aplique topicamente no peito durante a época das alergias, para promover um sistema respiratório saudável.

Ações terapêuticas: analgésico, antibacteriano, anti-inflamatório, antisséptico, antiespasmódico, adstringente, descongestionante, desodorante, diurético, emenagogo, expectorante, antitérmico, inseticida, sedativo

Mistura bem com: bergamota, cedro Atlas, citronela, coentro (sementes), eucalipto, abeto, olíbano, *grapefruit*, lavanda, limão-siciliano, *tea tree* lavanda, alecrim, manjerona, laranja-doce, melaleuca

Substitutos: abeto, junípero (zimbro), pinheiro-silvestre

Citronela

Cymbopogon winterianus

CÍTRICO, VIBRANTE

Origem: China, Índia, Indonésia e Vietnã

Método de extração: as folhas do capim são destiladas a vapor.

Descrição: o óleo essencial de citronela varia de amarelo a amarelo-amarronzado, com um aroma de capim, cítrico e fresco.

Precauções: nenhuma

Usos: artrite e dor reumática, dor muscular, nevralgia, repelente de insetos, tratamento de acne e pele oleosa, eczema, dermatite, depressão, excesso de transpiração, odor corporal, sintomas da TPM, tratamento de resfriado e gripe, cólicas menstruais, fungos, limpeza e tratamento de feridas, suporte imune, gases, tosse, congestão nasal, piolhos, caspa, febres

Aplicações: o óleo essencial de citronela é renomado por seus poderes inseticidas. Pode também ser adicionado a pomadas, loções, *sprays* corporais e velas, entre outras coisas, para repelir e matar todo tipo de inseto. Pode ser adicionado a uma pomada com uma mistura para a respiração (ou a um difusor) para ajudar a abrir as vias respiratórias ou acalmar tosses espasmódicas. Suas propriedades antifúngicas fazem dele uma ótima adição

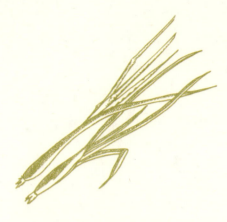

a pomadas contra fungos e shampoos anticaspa. Também é usado para ajudar no tratamento de acne em limpadores e tônicos para o cuidado facial.

Ações terapêuticas: analgésico, antibacteriano, antidepressivo, antifúngico, anti-inflamatório, antimicrobiano, antisséptico, antiespasmódico, adstringente, bactericida, desodorante, sudorífero, digestivo, diurético, emenagogo, antitérmico, inseticida, estimulante

Mistura bem com: manjericão, bergamota, cedro Atlas, coentro (sementes), eucalipto, abeto, *grapefruit*, lavanda, limão-siciliano, capim-limão, pinheiro-silvestre, *tea tree* lavanda, alecrim, laranja-doce, melaleuca

Substitutos: eucalipto citriodora, capim-limão, melissa (erva-cidreira)

Coentro (sementes)

Coriandrum sativum

VIBRANTE, DOCE, FRUTADO

Origem: Hungria, Rússia e Ucrânia

Método de extração: as sementes são trituradas e destiladas a vapor.

Descrição: o óleo essencial de semente de coentro varia de transparente a amarelo-claro, e tem um aroma de fruta levemente doce, picante e herbáceo.

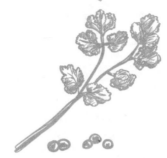

Precauções: nenhuma

Usos: estresse, ansiedade, fadiga mental, gases, indigestão, cólicas menstruais, dores musculares, artrite, reumatismo, depressão, afrodisíaco, enxaqueca, odor corporal, tratamento de cortes e feridas, queimaduras, inflamação, eczema, dermatite, infecções por fungos, suporte imune, estimulação do apetite, relaxamento, sono, acne, fortalecimento do cabelo, pé de atleta, micoses, náusea, vômitos, aromatizador de ambiente

Aplicações: o óleo essencial de semente de coentro é uma adição revigorante a qualquer aplicação. Quando adicionado a pomadas, pode ajudar a limpar e tratar ferimentos, acalmar inflamações da pele, combater pé de atleta e micoses, e aliviar cólicas menstruais. O óleo essencial de semente de coentro pode ser diluído em óleo de massagem e massageado no abdome para ajudar a digestão e aliviar gases. Também pode ser adicionado a misturas para difusor, *roll-ons* aromaterápicos e vaporizadores de chuveiro, para refrescar ambientes e melhorar qualquer humor. Se a acne é um problema, o óleo essencial de semente de coentro pode ajudar a limpar e acalmar a pele. Para um ótimo tratamento de acne, misture em um frasco *roll-on* aromaterápico os seguintes óleos essenciais: 5 gotas de coentro (sementes), 3 gotas de melaleuca e 3 gotas de lavanda; e adicione óleo de semente de cânhamo para completar. Aplique o *roll-on* diretamente nos locais de erupção e deixe a noite toda.

Ações terapêuticas: analgésico, antibacteriano, antidepressivo, antifúngico, anti-inflamatório, antioxidante, antiespasmódico, afrodisíaco, carminativo, desodorante, digestivo, fungicida, suporte imune, sedativo, estimulante

Mistura bem com: manjericão, bergamota, camomila, sálvia esclareia, eucalipto, abeto, gengibre, *grapefruit*, lavanda, limão-siciliano, capim-limão, *tea tree* lavanda, rosa, alecrim, hortelã-verde, laranja-doce

Substitutos: bergamota, lavanda, manjerona

Cravo-da-índia

Syzygium aromaticum

PICANTE, QUENTE, CONFORTANTE

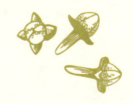

Origem: Indonésia e Sri Lanka

Método de extração: os botões florais secos são destilados a vapor.

Descrição: o óleo essencial de cravo-da-índia é amarelo e tem um aroma quente, picante, semelhante ao do cravo.

Precauções: o óleo essencial de cravo-da-índia pode causar irritação cutânea e ser um agente sensibilizante. Não utilize se fizer uso de inibidores de monoamina oxidase (MAO), inibidores seletivos da recaptação da serotonina (ISRS ou SSRI) ou medicamentos anticoagulantes. Não usar em crianças com menos de dois anos. O óleo essencial de cravo-da-índia é muito potente, de modo que se recomenda uma diluição máxima de 0,5 por cento ou 5 gotas de óleo por 30 ml (2 colheres de sopa) de óleo carreador.

Usos: prevenção de resfriados e gripes, estimula a digestão, restaura o apetite, alivia gases, dor reumática, artrite, entorses, tratamentos dentários, prevenção de cáries, dores de dente, repelente de insetos, mau hálito, diarreia, alívio da dor, infecções por fungos, inflamação, piolhos, picadas de insetos

Aplicações: pode ser aplicado topicamente com massagens, compressas, pomadas e *roll-ons*. Também pode ser empregado por meio de inalação com vaporizadores de chuveiro, difusores e inaladores pessoais, e para eliminar germes de superfícies dentro de casa.

Ações terapêuticas: analgésico, antibacteriano, antifúngico, anti-inflamatório, antimicrobiano, antioxidante, antisséptico, antiespasmódico, antiviral, carminativo, expectorante, inseticida, estimulante, estomáquico

Mistura bem com: bergamota, canela, citronela, abeto, gengibre, *grapefruit*, lavanda, limão-siciliano, hortelã-pimenta, pinheiro-silvestre, rosa, alecrim, laranja-doce, baunilha

Substitutos: canela, orégano

Eucalipto

Eucalyptus globulus

HERBÁCEO, CANFORÁCEO, REFRESCANTE

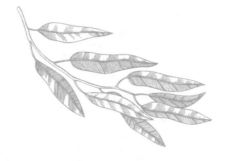

Origem: África do Sul, Austrália, China, Espanha, Índia e Portugal

Método de extração: As folhas são destiladas a vapor.

Descrição: o óleo essencial de eucalipto apresenta tonalidades que vão do transparente ao amarelo claro, e um aroma doce, refrescante, canforáceo, com tons amadeirados.

Precauções: evite o uso em bebês e crianças com menos de seis anos de idade [veja na página 49 uma opção segura de *aplicação para crianças*]. O conteúdo do 1,8-cineol [ou *eucaliptol*] pode reduzir o ritmo respiratório em crianças pequenas. Em bebês e crianças pequenas, não aplique no rosto ou próximo a ele. O óleo essencial de eucalipto pode ser tóxico se ingerido. No caso de ingestão acidental, ligue para seu pediatra ou para o 192 [Serviço de Atendimento Móvel de Urgência, SAMU]. Não provoque vômito. Havendo indícios e sintomas de envenenamento, vá para a unidade de atendimento de emergência mais próxima e leve o frasco cujo conteúdo foi ingerido.

Usos: depressão, ansiedade, aromatizador de ambiente, congestão nasal, tosse, alergias sazonais, eliminação de muco, bronquite, asma, sinusite, dor de garganta, resfriado/gripe, febres, suporte imune, dores musculares, artrite, reumatismo, entorses, herpes, catapora, comichão, acne, tratamento de cortes e feridas, queimaduras, clareza mental, estímulo mental, odor corporal, limpeza antisséptica, repelente de insetos, limpador de mofo e bolor, odorizador de vaso sanitário →

Aplicações: o óleo essencial de eucalipto é usado em grande variedade de aplicações, mas é mais popular por seu uso em unguentos descongestionantes. Sua eficácia em abrir ar vias respiratórias, faz dele uma adição perfeita a difusores, vaporizadores de chuveiro, umidificadores e *roll-ons* aromaterápicos para tosse, congestão nasal e alergias sazonais. Quando adicionado a um óleo de massagem ou banho calmante, o eucalipto pode ajudar a aliviar músculos doloridos, dores da artrite e a pele irritada e com comichão. Com sua natureza altamente antisséptica e seu aroma refrescante, o eucalipto é a adição perfeita a *sprays* de limpeza multiúso, limpadores de banheiro e *sprays* para os móveis. Para um *spray* antisséptico perfumado para tecidos e móveis, misture em um frasco de *spray* de 120 ml 20 gotas de cada um dos seguintes óleos: eucalipto, *grapefruit*, limão-siciliano, laranja-doce e coentro (sementes); adicione água para completar. Agite bem antes de cada uso, e borrife por toda a casa, em móveis, almofadas e roupas, também antes da secagem na secadora, para dar às roupas um toque perfumado e livre de amassados.

Ações terapêuticas: analgésico, antibacteriano, anticonvulsivo, antidepressivo, antifúngico, anti-inflamatório, antimicrobiano, antioxidante, antirreumático, antisséptico, antiespasmódico, **antitússico**, antiviral, descongestionante, desodorante, expectorante, antitérmico, fungicida, inseticida, sedativo, estimulante, vulnerário

Mistura bem com: manjericão, bergamota, cedro Atlas, camomila, canela, citronela, coentro (sementes), abeto, *grapefruit*, lavanda, limão-siciliano, orégano, hortelã-pimenta, *tea tree* lavanda, hortelã-verde, manjerona, laranja-doce

Substitutos: cipreste, abeto, *tea tree* lavanda, hortelã-verde

Gengibre

Zingiber officinale

PICANTE, QUENTE

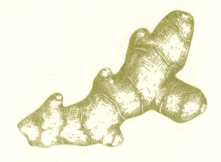

Origem: África, Alemanha, Austrália, China, Índia e sudeste asiático

Método de extração: a raiz pode ser destilada a vapor ou passar por extração com CO_2.

Descrição: o óleo essencial de gengibre é de amarelo-claro a âmbar-claro, e tem um perfume quente, amadeirado, picante, doce e terroso.

Precauções: não deve ser usado em crianças com menos de dois anos de idade. Para uso tópico, é recomendada uma diluição máxima de 1%, ou 9 gotas de óleo por 30 ml (2 colheres de sopa) de óleo carreador.

Usos: má circulação, mãos e pés frios, fadiga cardíaca, angina, má digestão, distensão abdominal e flatulência, reumatismo, artrite, dor muscular, tosse, sinusite, dor de garganta, suporte imune, cólicas menstruais

Aplicações: o óleo essencial de gengibre funciona bem em aplicações de massagens tópicas para dores musculares, cólicas menstruais, má circulação e problemas digestivos. Quando difundido ou usado por meio de um inalador pessoal, pode ajudar a aliviar náusea e acalmar tosse e enxaqueca (veja na página 101 uma receita de *inalador de aromaterapia para náusea*, usando gengibre misturado com hortelã-pimenta.)

Ações terapêuticas: analgésico, antidepressivo, anti-inflamatório, antiemético, antisséptico, antiespasmódico, carminativo, digestivo, diurético, expectorante, antitérmico, estimulante, estomáquico, sudorífero, tônico

Mistura bem com: bergamota, cedro Atlas, camomila, cravo-da-índia, coentro (sementes), abeto, olíbano, *grapefruit*, lavanda, limão-siciliano, hortelã-pimenta, *tea tree* lavanda, rosa, manjerona, laranja-doce, ylang-ylang

Substitutos: pimenta-preta, canela, hortelã-pimenta

Gerânio

Pelargonium graveolens,
Pelargonium x asperum

FLORAL, DOCE, FEMININO

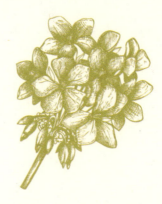

Origem: Egito, Espanha, França e Itália

Método de extração: as flores e folhas são destiladas a vapor.

Descrição: dependendo de sua origem, a cor do óleo essencial de gerânio pode ir do oliva-esverdeado e um amarelo médio escuro ao verde escuro ou amarelo-amarronzado. Este óleo viscoso tem um aroma extremamente floral e cítrico, com notas herbáceas doces.

Precauções: nenhuma

Usos: celulite, cuidado da pele, tratamentos de cortes e feridas, limpeza antibacteriana de ferimentos, diurético, eczema, psoríase, acne, queimaduras, dores de cabeça, insônia, cólicas menstruais, flutuações hormonais, menopausa

Aplicações: o óleo essencial de gerânio é maravilhosamente suave e pode ser usado em muitas aplicações diferentes, incluindo pomadas antibacterianas, cuidado com a pele, loções e *roll-ons* aromaterápicos. Quando adicionado a um difusor, o gerânio ajuda a aliviar a tensão e o estresse. Sempre que saio para fazer trilhas no verão, adiciono gerânio ao meu *spray* repelente de insetos para manter os carrapatos afastados (veja na página 127 minha receita predileta com o óleo essencial de gerânio: *Pomada calmante para Aqueles dias*).

Ações terapêuticas: analgésico, antibacteriano, antidepressivo, antidiabético, anti-inflamatório, antisséptico, ansiedade, adstringente, cicatrizante, desodorante, depressão, diurético, emenagogo, hepático, inseticida, regenerativo, sedativo, estíptico, estresse, tensão

Mistura bem com: bergamota, camomila, citronela, sálvia esclareia, cravo-da-índia, cipreste, gengibre, *grapefruit*, lavanda, limão-siciliano, capim-limão, hortelã-pimenta, rosa, laranja-doce, tangerina

Substitutos: camomila, lavanda, *tea tree* lavanda, melaleuca

PARTE 2 — PERFIS DOS ÓLEOS

Grapefruit
(Toranja)

Citrus paradisi

REVIGORANTE, CÍTRICO, ALEGRE

Origem: Brasil, Estados Unidos, Índias Ocidentais, Israel e Nigéria

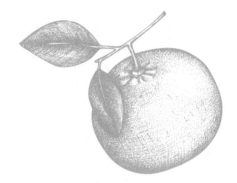

Método de extração: a casca do fruto em geral é prensada a frio, mas pode ser destilada a vapor.

Descrição: o óleo essencial de *grapefruit* pode variar do laranja-amarelado ao amarelo-esverdeado. Tem uma nota superior cítrica fresca com aroma muito vibrante, doce e picante.

Precauções: pode ocorrer sensibilização da pele ao ser usado de forma tópica, caso o óleo esteja oxidado. O óleo essencial de *grapefruit* é fototóxico se usado em uma diluição acima de 4% ou 36 gotas de óleo por 30 ml (2 colheres de sopa) de óleo carreador. Se esse for o caso, recomenda-se permanecer ao abrigo do sol por 12 horas após a aplicação.

Usos: supressor de apetite, celulite, fortalecimento do sistema linfático, melhora do humor, estimula a digestão, acne e pele oleosa, ansiedade, depressão, queima de gordura, suporte imune, prevenção de resfriados e gripe, diurético, desintoxica o corpo, estimulante do crescimento capilar, dores de cabeça, ressaca, exaustão, estresse

Aplicações: pode ser utilizado em cosméticos (com uma diluição de 4% ou menos), difusão, massagem, pomadas, cremes e banhos, entre outras aplicações. O óleo de *grapefruit* em sabonetes líquidos e tônicos faciais também pode ajudar com acne e pele oleosa.

Ações terapêuticas: antibacteriano, antidepressivo, antisséptico, adstringente, **depurativo**, digestivo, desinfetante, diurético, restaurador, estimulante, tônico

Mistura bem com: manjericão, bergamota, citronela, coentro (sementes), abeto, gerânio, lavanda, limão-siciliano, *tea tree* lavanda, rosa, alecrim, laranja-doce

Substitutos: manjericão, bergamota, hortelã-pimenta, laranja-doce

Hortelã-pimenta

Mentha piperita

FRESCO, MENTOLADO, REFRESCANTE

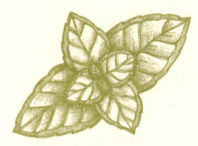

Origem: Estados Unidos e sul da Europa

Método de extração: as folhas são destiladas a vapor.

Descrição: variando em cor do amarelo-claro ao oliva-claro, o óleo essencial de hortelã-pimenta é viscoso e tem um aroma fresco, mentolado, herbáceo, com tons balsâmicos doces.

Precauções: não usar em crianças com menos de seis anos de idade, devido à presença de mentol e de 1,8-cineol. Em bebês ou crianças, não aplique no rosto ou próximo a ele. Quando usado de forma tópica, é recomendada uma diluição máxima de 5% ou 45 gotas por 30 ml (2 colheres de sopa) de óleo carreador.

Usos: problemas digestivos, cólon, náusea, refluxo ácido, dispepsia, dores estomacais, diarreia, flatulência, dores musculares, creme dental, higiene bucal, descongestionante, alívio da dor, refrescar queimaduras, irritação da pele, acne, problemas de circulação, dores de cabeça/enxaqueca, sintomas de resfriado e gripe, limpeza do sistema linfático, febres

Aplicações: o óleo essencial de hortelã-pimenta pode ser usado em aplicações de cuidado bucal, incluindo creme dental e enxaguante caseiros. É ótimo para o uso tópico em pomadas para o cuidado da pele, *sprays* refrescantes e *roll-ons*. A inalação é usada com frequência para aliviar a congestão nasal, com vaporizadores de chuveiro, difusores e inaladores pessoais.

Ações terapêuticas: analgésico, antibacteriano, antifúngico, anti-inflamatório, antimicrobiano, antisséptico, antiespasmódico, adstringente, carminativo, digestivo, emenagogo, expectorante, antitérmico, inseticida, nervino, sedativo, estimulante, vasoconstritor

Mistura bem com: manjericão, pimenta-preta, coentro (sementes), eucalipto, abeto, lavanda, limão-siciliano, pinheiro-silvestre, *tea tree* lavanda, alecrim, hortelã-verde, manjerona, melaleuca, tomilho

Substituto: hortelã-verde

Hortelã-verde

Mentha spicata

MENTOLADO, DOCE, FRESCO

Origem: mundo todo (Índia e Estados Unidos são os maiores fornecedores)

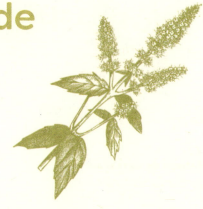

Método de extração: os ramos floridos e as folhas são destilados a vapor.

Descrição: com uma cor variando do amarelo-claro ao oliva-claro, o óleo essencial de hortelã-verde tem um aroma verde herbáceo, como a erva esmagada.

Precauções: quando usado de forma tópica, é recomendada uma diluição máxima de 1,7% ou 15 gotas por 30 ml (2 colheres de sopa) de óleo carreador.

Usos: higiene dental, digestão, gases, dor de estômago, alívio da dor, febres, sinusite, alergias sazonais, descongestionante, limpeza, alternativa segura ao hortelã-pimenta para crianças, acne, dermatite, pele congestionada, asma, melhora do humor, tensão mental, fadiga, estresse, depressão

Aplicações: o óleo essencial de hortelã-verde é um óleo maravilhoso, seguro para crianças, que pode substituir o hortelã-pimenta em pomadas para peito congestionado e inaladores para alergias sazonais. Quando misturado com um óleo carreador, o óleo essencial de hortelã-verde pode ser massageado no abdome em casos de gases e indisposição estomacal, ou nos músculos para alívio da dor. O hortelã-verde pode ser adicionado a um difusor, vaporizador de chuveiro ou inalador pessoal para ajudar com alergias, congestão dos seios da face e mau humor (veja na página 123 uma receita de *unguento respiratório* seguro para crianças).

Ações terapêuticas: analgésico, anestésico, antibacteriano, anti-inflamatório, antisséptico, antiespasmódico, adstringente, carminativo, descongestionante, digestivo, diurético, emenagogo, expectorante, antitérmico, inseticida, nervino, estimulante

Mistura bem com: manjericão, bergamota, cedro Atlas, camomila, eucalipto, abeto, *grapefruit*, lavanda, hortelã-pimenta, pinheiro-silvestre, *tea tree* lavanda, manjerona, laranja-doce, melaleuca

Substitutos: gengibre, hortelã-pimenta, *tea tree* lavanda

Laranja-doce

Citrus sinensis

DOCE, CÍTRICO, VIBRANTE

Origem: América do Norte, Austrália, Brasil e Israel

Método de extração: a casca do fruto em geral é prensada a frio, mas também pode ser destilada a vapor.

Descrição: o óleo essencial de laranja-doce apresenta diferentes tonalidades de laranja e tem um aroma cítrico fresco como o da casca da laranja.

Precauções: nenhuma

Usos: limpadores domésticos, dor de estômago, insônia, problemas digestivos, estimula o sistema linfático, espasmos, cólicas, constipação, flatulência, síndrome do intestino irritável, celulite, sedativo, acne e pele oleosa, pele seca, depressão, ansiedade, nervosismo

Aplicações: este é um óleo essencial suave, muito usado em pomadas, cuidado da pele, cuidado facial, banhos, vaporizadores de chuveiro e creme dental. É também o óleo essencial perfeito para a limpeza de seu lar, pois elimina a gordura, remove adesivos de vidros e mata insetos. Faça a difusão do óleo essencial de laranja-doce para desinfetar sua casa e fortalecer o suporte imune.

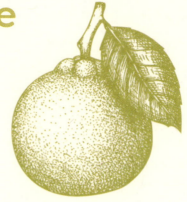

Ações terapêuticas: anticoagulante, antidepressivo, anti-inflamatório, antisséptico, antiespasmódico, bactericida, carminativo, colagogo, digestivo, diurético, expectorante, fungicida, estimulante linfático, sedativo, estimulante, estomáquico, tônico

Mistura bem com: manjericão, bergamota, pimenta-preta, cedro Atlas, camomila, canela, cravo-da-índia, coentro (sementes), eucalipto, abeto, olíbano, gengibre, *grapefruit*, lavanda, limão-siciliano, pinheiro-silvestre, rosa, *tea tree* lavanda, hortelã-verde, melaleuca

Substitutos: laranja sanguínea, *grapefruit*, mandarina, tangerina

Lavanda

Lavandula angustifolia,
Lavandula officinalis

CALMANTE, RELAXANTE, CURATIVO

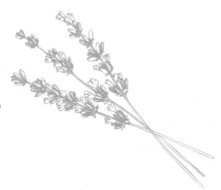

Origem: França, Inglaterra, Iugoslávia e Tasmânia

Método de extração: os ramos floridos são destilados a vapor.

Descrição: o óleo essencial de lavanda varia do transparente ao amarelo-claro. Mistura bem com a maioria dos óleos e tem um aroma fragrante herbáceo-floral, com tons balsâmicos amadeirados.

Precauções: nenhuma

Usos: queimaduras, inflamação, cuidado de cortes e feridas, eczema, dermatite, desmaio, dores de cabeça, gripe, insônia, histeria, enxaqueca, náusea, tensão nervosa, infecções, condições bacterianas, feridas, úlceras, acne, furúnculos, asma, reumatismo, artrite, foco, atenção, estresse, ansiedade, distúrbios do sono, acalmar a mente, sabonete antisséptico, limpadores multiúso, sabão para lavar pratos, lavagem de roupas, repelente de insetos, problemas no jardim, pulgas, acalmar cães

Aplicações: o óleo essencial de lavanda pode ser usado de forma tópica ou através de inalação. Há muitas formas de usar a lavanda, incluindo pomadas, *sprays*, loções/cremes, banhos, inaladores pessoais e difusores. Adicione óleo essencial de lavanda a um difusor para ajudar a aliviar o estresse, a ansiedade e a insônia. Para uma rotina calmante na hora de dormir, que alivie as dores de crescimento, dilua 3 a 5 gotas e despeje a mistura na água corrente quando você prepara um banho de espuma sem perfume.

Ações terapêuticas: analgésico, antibacteriano, antidepressivo, anti-inflamatório, antimicrobiano, antisséptico, antiespasmódico, antiviral, carminativo, desodorante, inseticida, nervino, sedativo, vulnerário

Mistura bem com: bergamota, cedro Atlas, citronela, sálvia esclareia, cravo-da-índia, coentro (sementes), eucalipto, gerânio, *grapefruit*, *Helichrysum*, limão-siciliano, *tea tree* lavanda, rosa, alecrim, laranja-doce, baunilha

Substitutos: camomila, coentro (sementes), *tea tree* lavanda, melaleuca

Limão-siciliano

Citrus limon

VIBRANTE, CÍTRICO, FRUTADO

Origem: Estados Unidos e Itália

Método de extração: as cascas da fruta são prensadas a frio ou destiladas a vapor.

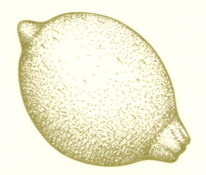

Descrição: o óleo essencial de limão-siciliano varia do transparente ao amarelo-claro, e tem um aroma de limão recém-espremido, que é vibrante e revigorante.

Precauções: o óleo essencial de limão-siciliano prensado a frio pode causar uma reação fototóxica ao ser exposto ao sol depois da aplicação tópica. Para evitar reação, use o óleo prensado a frio a uma diluição máxima de 2% ou 18 gotas por 30 ml (2 colheres de sopa) de óleo carreador, ou use em seu lugar o óleo essencial de limão-siciliano destilado a vapor; esta última versão não é fototóxica.

Usos: estresse, depressão, clareza mental, fadiga, alergias sazonais, náusea, gases, dor de estômago, supressor de apetite, acne e pele oleosa, pele seca e descamando, cicatrizes, rugas, estrias, celulite, cuidado com os cabelos, unguento antibacteriano, infecções por fungos, sintomas de resfriado/gripe, tratamento de cortes e feridas, febres, solução para limpeza de piso, limpeza de madeira, repelente de insetos, limpeza de mofo/bolor, odorizador de vaso sanitário, lavagem de roupas, aromatizador de ambiente, aumento de energia, sanitizador contra germes

Aplicações: o aroma fresco e revigorante do limão-siciliano vem a calhar para uma grande variedade de aplicações, incluindo pomadas, sabões, shampoos, óleos de massagem, inaladores de aromaterapia, misturas para difusor, produtos de limpeza, velas, *sprays* e muito mais. Quando adicionado a pomadas medicinais e produtos para a pele, o óleo essencial de limão-siciliano é capaz de limpar e tratar problemas de pele, aumentando seu brilho e dissolvendo cicatrizes.
O óleo essencial de limão-siciliano é adicionado a misturas para difusor e inaladores de aromaterapia para melhorar o humor, banir o estresse e aumentar os níveis de energia. Não apenas isso, mas o limão-siciliano, quando inalado, também ajuda a acalmar as alergias sazonais, abre as vias respiratórias e fortalece a função imune.
Em produtos de limpeza, pode eliminar a gordura, ajuda a remover manchas e branqueia o rejunte mofado no banheiro.

Ações terapêuticas: analgésico, antibacteriano, antidepressivo, antifúngico, anti-inflamatório, antimicrobiano, antioxidante, antirreumático, antisséptico, antiviral, adstringente, bactericida, broncodilatador, carminativo, cicatrizante, digestivo, expectorante, antitérmico, suporte imune, vulnerário

Mistura bem com: manjericão, bergamota, cedro Atlas, camomila, citronela, coentro (sementes), cipreste, eucalipto, abeto, olíbano, gerânio, *grapefruit*, lavanda, orégano, alecrim, hortelã-verde, manjerona, laranja-doce, melaleuca

Substitutos: *grapefruit*, capim-limão, limão

Manjericão

Ocimum basilicum

FRESCO, VERDE, HERBÁCEO

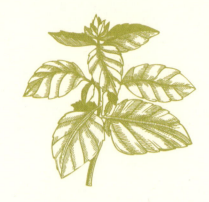

Origem: Egito, Estados Unidos, Hungria e Índia

Método de extração: as folhas da erva são destiladas a vapor.

Descrição: o óleo essencial de manjericão pode variar de amarelo-claro a translúcido, e tem uma consistência aguada. Seu aroma doce, herbáceo e fresco tem tons balsâmicos e amadeirados.

Precauções: gestantes ou lactantes devem consultar seu médico antes de utilizar o óleo essencial de manjericão. Quando empregado de forma tópica, é recomendada uma diluição máxima de 3,3% ou 30 gotas por 30 ml (2 colheres de sopa) de óleo carreador. Evite usar perto de crianças com menos de dois anos de idade. Recomenda-se que os portadores de epilepsia evitem o uso.

Usos: gases, digestão, constipação, memória, foco, clareza mental, tosse, congestão nasal, bronquite, enfisema, suporte imune, dores de cabeça, queimaduras, picadas de insetos, cólicas menstruais, dores musculares, artrite, energia, germicida, desinfetante de superfícies, febres, estresse, ansiedade, melhora do humor, retenção de líquidos, acne e pele oleosa, luminosidade da pele, oleosidade do couro cabeludo, desinfetante doméstico

Aplicações: o óleo essencial de manjericão com frequência é usado em aplicações tópicas, incluindo pomadas e óleos de massagem, para aliviar espasmos musculares, cólicas menstruais, dores da artrite, gases e indigestão. Quando acrescentado a difusores, *roll-ons* aromaterápicos ou vaporizadores de chuveiro, o manjericão pode amenizar o estresse e a ansiedade, e ajudar a melhorar a clareza mental, o foco e a energia. O óleo de manjericão é muito usado em *sprays* antissépticos de limpeza, sabão para louça e *sprays* repelentes de insetos para o corpo e para o lar. Misture 3 gotas de óleo essencial de manjericão e 5 gotas de óleo essencial de lavanda com 60 ml de espuma de banho para obter um banho para o alívio muscular que tranquiliza a alma e revigora.

Ações terapêuticas: analgésico, antibacteriano, antidepressivo, anti-inflamatório, antimicrobiano, antioxidante, **antiespasmódico**, antiviral, **carminativo**, digestivo, **emenagogo**, **expectorante**, **antitérmico**, **nervino**, estimulante

Mistura bem com: bergamota, camomila, coentro (sementes), eucalipto, abeto, gengibre, *grapefruit*, lavanda, limão-siciliano, capim-limão, *tea tree* lavanda, rosa, hortelã-verde, manjerona, laranja-doce, melaleuca

Substitutos: bergamota, lavanda, alecrim

Manjerona

Origanum majorana

FRESCO, LIMPO, CANFORÁCEO

Origem: Egito e Hungria

Método de extração: as folhas e os ramos floridos são secos e destilados a vapor.

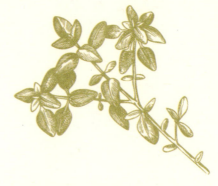

Descrição: o óleo essencial de manjerona é amarelo-claro ou âmbar-claro e pode ser bastante viscoso. Tem aroma quente, picante, canforáceo e amadeirado.

Precauções: não deve ser confundida com *Thymus mastichina* [uma espécie de tomilho que em inglês é chamada de manjerona-espanhola] (Spanish Marjoram).

Usos: rigidez/dor muscular, espasmos nervosos/nevralgias, artrite, cólica intestinal, insônia, síndrome da perna inquieta, dores reumáticas, estiramentos musculares, entorses, tensão, resfriados de peito, tosse, congestão nasal, unguento respiratório antibacteriano durante resfriado/gripe, cólicas menstruais, ansiedade, nervosismo

Aplicações: o óleo essencial de manjerona pode ser usado de forma tópica em massagens, compressas, banhos, pomadas e produtos para a pele. Também pode ser inalado com um difusor, vaporizador de chuveiro ou diretamente no frasco. Adicione 3 a 5 gotas por 30 ml (2 colheres de sopa) de sua espuma de banho preferida para um banho de imersão que traz alívio para dores musculares.

Ações terapêuticas: analgésico, antioxidante, antisséptico, antiespasmódico, antiviral, bactericida, carminativo, cefálico, sudorífero, digestivo, diurético, emenagogo, expectorante, fungicida, nervino, sedativo, vasodilatador, vulnerário

Mistura bem com: bergamota, cedro Atlas, camomila, citronela, eucalipto, abeto, lavanda, limão-siciliano, orégano, pinheiro-silvestre, *tea tree* lavanda, laranja-doce, melaleuca, tomilho

Substitutos: pimenta-preta, lavanda, orégano, pinheiro-silvestre

Melaleuca
(Tea Tree)

Melaleuca alternifolia

AMADEIRADO, MEDICINAL, QUENTE

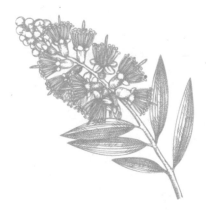

Origem: Austrália, Estados Unidos e Nova Zelândia

Método de extração: as folhas são destiladas a vapor.

Descrição: o óleo essencial de melaleuca apresenta uma cor que varia do transparente ao amarelo-claro. Tem um aroma refrescante, canforáceo, com tons verdes amadeirados.

Precauções: o óleo essencial de melaleuca pode ser tóxico se ingerido. No caso de ingestão acidental, ligue para o seu pediatra ou médico de família, ou para o 192 [Serviço de Atendimento Móvel de Urgência, SAMU]. Não provoque vômito. Havendo indícios e sintomas de envenenamento, vá para a unidade de atendimento de emergência mais próxima e leve o frasco de óleo essencial.

Usos: estresse, ansiedade, clareza mental, insônia, congestão nasal, problemas respiratórios, tosse, nariz entupido, resfriado e gripe, sinusite, febres, alergias sazonais, cortes e arranhões, queimaduras, queimaduras solares, feridas, picadas de insetos, cicatrizes, acne e pele oleosa, eczema, dermatite, pé de atleta, micoses, verrugas, acrocórdons ("bolinhas" da pele), odor corporal, caspa, piolhos, fortalecimento do cabelo, oleosidade do couro cabeludo, *sprays* antissépticos para limpeza, desinfetante para banheiros, limpador de vaso sanitário, *spray* para mofo/bolor, controle de fungos no jardim →

Aplicações: o óleo essencial de melaleuca tem muitas aplicações, mas é mais popular por suas propriedades antibacterianas. É usado em produtos para o rosto, como sabonetes líquidos, tônicos e hidratantes, para tratar ferimentos, acne e pele oleosa. Em pomadas ou diluído em um óleo carreador, pode tratar cortes, arranhões, queimaduras, eczema e infecções por fungos. É tipicamente difundido ou inalado por meio de um inalador pessoal para aliviar os sintomas de resfriados e gripes, desinfetar uma área e estimular o sistema imune. Adicione óleo de melaleuca a um vaporizador de chuveiro ou a uma tigela pessoal de vapor para ajudar a eliminar a congestão nasal e tratar sinusites. Misture 30 gotas de óleo essencial de melaleuca por 30 ml (2 colheres de sopa) de óleo de coco e aplique regularmente nos pés secos, depois do banho, para evitar micoses.

Ações terapêuticas: antibacteriano, antifúngico, anti-infeccioso, anti-inflamatório, antimicrobiano, antisséptico, antiviral, cicatrizante, descongestionante, desinfetante, expectorante, antitérmico, fungicida, imunoestimulante, suporte imune, inseticida, sedativo, vulnerário

Mistura bem com: bergamota, camomila, coentro (sementes), cipreste, *grapefruit*, lavanda, limão-siciliano, orégano, hortelã-pimenta, *tea tree* lavanda, alecrim, hortelã-verde, manjerona, laranja-doce

Substitutos: gerânio, lavanda, *tea tree* lavanda

Olíbano

Boswellia carterii

TERROSO, AMADEIRADO, PICANTE

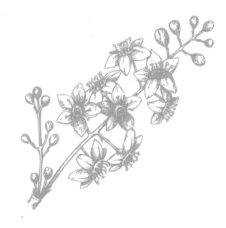

Origem: Arábia Saudita, oeste da Etiópia, França, Iêmen, oeste da Índia, Omã e Somália

Método de extração: a resina é destilada a vapor.

Descrição: O óleo essencial de olíbano vai de amarelo-claro a âmbar-claro, com um aroma forte que dá uma impressão fresca e semelhante ao terpeno, com tons terrosos e notas de limão verde.

Precauções: nenhuma

Usos: alívio da dor, artrite, problemas respiratórios, asma, bronquite, catarro, cuidado da pele, pele seca, rugas, celulite, cicatrizes, suporte imune, micoses, tratamento para resfriado ou gripe, dor menstrual, insônia, dor muscular, gases, dor de estômago, náusea, acne, tratamento de cortes e feridas, excesso de muco

Aplicações: o óleo essencial de olíbano pode ser usado em inúmeros tipos de aplicações, incluindo pomadas para dores musculares, suporte imune, alívio para resfriados e gripes e peito congestionado. Também pode ser adicionado a produtos para o cuidado facial e da pele, para eliminar rugas e tratar ferimentos.

Quando adicionado a um difusor, vaporizador de chuveiro ou inalador pessoal, o olíbano pode ajudar a aumentar o foco, aliviar a congestão nasal e fortalecer o sistema imune. Também é muito útil durante a limpeza da casa depois de alguma doença na família, por sua suprema capacidade de matar germes.

Ações terapêuticas: analgésico, antifúngico, anti-inflamatório, antioxidante, antisséptico, adstringente, carminativo, **cicatrizante**, digestivo, diurético, emenagogo, expectorante, sedativo, vulnerário

Mistura bem com: bergamota, pimenta-preta, cedro Atlas, camomila, canela, sálvia esclareia, coentro (sementes), abeto, lavanda, limão-siciliano, pinheiro-silvestre, alecrim, manjerona, laranja-doce, ylang-ylang

Substitutos: manjericão, lavanda, melaleuca

Orégano

Origanum vulgare,
Origanum compactum

PICANTE, MEDICINAL, HERBÁCEO

Origem: Espanha, Hungria e Turquia

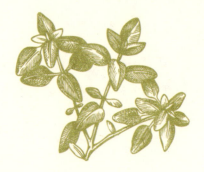

Método de extração: os ramos floridos e as folhas são destilados a vapor.

Descrição: o óleo essencial de orégano vai do amarelo-escuro ao marrom-claro, e tem um aroma picante, quente, herbáceo com tons canforáceos.

Precauções: evite o uso com gestantes ou lactantes. Não é seguro para crianças com menos de dois anos de idade. O óleo essencial de orégano aquece muito, e recomenda-se uma diluição máxima de 1% ou 9 gotas por 30 ml (2 colheres de sopa) de óleo carreador quando usado de forma tópica. **Não deve ser confundido com o suplemento óleo de orégano, um óleo carreador com infusão de matéria vegetal fresca.**

Usos: relaxamento, rigidez muscular, estresse, insônia, síndrome da perna inquieta, tosse, congestão nasal, excesso de muco, dor de garganta, resfriado/gripe, suporte imune, cólicas menstruais, regulação menstrual, dores musculares, artrite, alergias sazonais, sinusite, infecções por fungos, micoses, pé de atleta, dores de cabeça, limpador antisséptico de superfícies, aromatizador/limpador de ambiente, desinfetante de banheiro, psoríase, acne, eczema, comichões e pele irritada, picadas de insetos, repelente de insetos, digestão

Aplicações: este é um óleo de uso medicinal muito popular. É extremamente antisséptico e com frequência é usado em misturas para difusor, *sprays* de limpeza e gel antibacteriano para as mãos, para matar germes e fortalecer o sistema imune. Quando adicionado a pomadas ou óleos de massagem, o orégano pode ajudar a acalmar os músculos doloridos, aliviar a tosse e a congestão nasal, relaxar as cólicas menstruais e atenuar os sintomas da TPM. No início de um resfriado, adicione 5 gotas de óleo essencial de orégano a um vaporizador de chuveiro. Relaxe no chuveiro quente e respire os vapores para estimular o sistema imune, aliviar a congestão nasal e abreviar a duração do resfriado. Repita conforme necessário.

Ações terapêuticas: analgésico, antibacteriano, antifúngico, anti-infeccioso, anti-inflamatório, antioxidante, antiparasítico, antisséptico, antiespasmódico, antitússico, antiviral, digestivo, emenagogo, expectorante, suporte imune

Mistura bem com: bergamota, camomila, citronela, coentro (sementes), eucalipto, abeto, *grapefruit*, lavanda, limão-siciliano, hortelã-pimenta, *tea tree* lavanda, alecrim, manjerona, laranja-doce, melaleuca

Substitutos: cravo-da-índia, manjerona, melaleuca, tomilho

Pimenta-preta
(Pimenta-do-reino)

Piper nigrum

QUENTE, AMADEIRADO, PICANTE

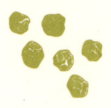

Origem: Indonésia, Sri Lanka e sul da Índia

Método de extração: o fruto não totalmente maduro, depois de seco e triturado, é destilado a vapor.

Descrição: o óleo essencial de pimenta-preta é encontrado em tonalidades que vão do transparente ao verde-claro, com um aroma picante amadeirado e quente que recorda a pimenta-preta.

Precauções: nenhuma

Usos: problemas digestivos, dispepsia, constipação, flatulência, náusea, perda de apetite, dores musculares e espasmos, reumatismo e artrite, membros cansados e doloridos, rigidez muscular, deixar de fumar, febres

Aplicações: o óleo essencial de pimenta-preta é usado com frequência em pomadas e óleos para ajudar a aliviar dores musculares e espasmos. Quando massageado no abdome com um óleo carreador, pode ajudar com problemas abdominais de todos os tipos. Está tentando parar de fumar? Os estudos mostram que a inalação de óleo essencial de pimenta-preta em vez do cigarro pode ajudar a diminuir drasticamente a intensidade do desejo por nicotina. Simplesmente adicione duas gotas a um inalador pessoal e aspire o aroma cada vez que bater a vontade.

Ações terapêuticas: analgésico, antibacteriano, antimicrobiano, antisséptico, antiespasmódico, afrodisíaco, digestivo, carminativo, **sudorífero**, diurético, antitérmico, estimulante, vasodilatador

Mistura bem com: bergamota, cedro Atlas, canela, sálvia esclareia, cravo-da-índia, olíbano, gerânio, lavanda, limão-siciliano, rosa, alecrim, manjerona, laranja-doce

Substitutos: gengibre, orégano, manjerona

Rosa

Rosa damascena

FLORAL, DOCE, FORTE

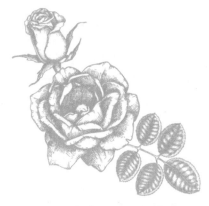

Origem: Marrocos

Método de extração: As flores são destiladas a vapor. Para a versão menos cara, o absoluto de rosa, as flores passam por extração por solvente.

Descrição: o óleo essencial de rosa é amarelo-alaranjado ou amarelo-amarronzado, e bastante viscoso. Tem um aroma floral doce, que lembra o mel, e notas picantes. O absoluto de rosa é laranja-escuro a vermelho, e tem um aroma muito forte de rosas.

Precauções: quando usado de forma tópica, é recomendada uma diluição máxima de 0,6% ou 5 gotas por 30 ml (2 colheres de sopa) de óleo carreador.

Usos: herpes labial, sedativo dos nervos, insônia, irritabilidade, problemas sexuais femininos, tônico uterino, regula a menstruação, cólicas, sangramento menstrual excessivo, ansiedade, menstruação irregular, suaviza a pele, acne, cicatrizes, limpeza facial, rugas, pele madura, pele seca, pele sensível, perfume

Aplicações: este é um óleo suave e curativo, encontrado em muitos produtos para o cuidado da pele, incluindo cremes para a região dos olhos, loções, sabonetes, tratamento para rugas, produtos para o banho, produtos para limpeza facial, tônicos e hidratantes faciais. O óleo essencial de rosa também é usado em pomadas e *roll-ons* aromaterápicos para a menstruação, para aliviar os sintomas da TPM. Quando difundido em casa e borrifado em travesseiros e cobertores, o óleo essencial de rosa proporciona uma fragrância duradoura e romântica.

Ações terapêuticas: analgésico, antibacteriano, antidepressivo, antifúngico, anti-inflamatório, antimicrobiano, antisséptico, antiespasmódico, antiviral, afrodisíaco, adstringente, bactericida, cicatrizante, desodorante, desinfetante, diurético, emenagogo, nervino, sedativo

Mistura bem com: bergamota, pimenta-preta, cedro Atlas, camomila, coentro (sementes), gerânio, *grapefruit*, lavanda, limão-siciliano, *tea tree* lavanda, hortelã-verde, laranja-doce, melaleuca

Substitutos: olíbano, gerânio, absoluto de rosa

Sálvia esclareia

Salvia sclarea

FLORAL, HERBÁCEO, ESTABILIZADOR

Origem: Estados Unidos e França

Método de extração: os ramos floridos e as folhas são destilados a vapor.

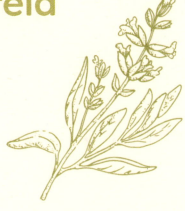

Descrição: Com uma cor que varia de transparente ao amarelo-claro ou oliva-claro, o óleo essencial de sálvia esclareia tem aroma doce, frutado, floral e herbal.

Precauções: não deve ser usado durante a gravidez, mas pode ser usado durante o parto e durante a amamentação.

Usos: espasmos musculares, reduz a inflamação, alívio da dor, cólicas menstruais, TPM, parto, menopausa, asma, transpiração excessiva, pele oleosa, cabelo oleoso, caspa, ansiedade, estresse, depressão, tensão nervosa, equilíbrio das emoções hormonais, fadiga nervosa

Aplicações: o óleo essencial de sálvia esclareia tem uma maravilhosa propriedade relaxante, sendo amplamente usado em produtos para a saúde da mulher, incluindo pomadas para cólicas menstruais, misturas para difusor para a TPM e *roll-ons* aromaterápicos para o equilíbrio do estresse. Também pode ajudar a regular os ciclos menstruais por meio de massagens abdominais.

O óleo essencial de sálvia esclareia é usado em produtos para o cabelo e a pele e pode ajudar a prevenir a caspa (adicione 10 gotas de sálvia esclareia a seu shampoo e agite para misturar). Sempre que o estresse, a ansiedade e os hormônios me afligem, faço a difusão de óleos essenciais de sálvia esclareia e *grapefruit* pela casa para acalmar meu dragão interior.

Ações terapêuticas: antibacteriano, antidepressivo, antisséptico, antiespasmódico, afrodisíaco, adstringente, carminativo, desodorante, digestivo, emenagogo, eufórico, hipotensivo, nervino, sedativo, vulnerário

Mistura bem com: bergamota, cedro Atlas, camomila, coentro (sementes), olíbano, *grapefruit*, lavanda, limão-siciliano, *tea tree* lavanda, rosa, manjerona, laranja-doce

Substitutos: camomila, gerânio, sálvia

Tea Tree Lavanda (Rosalina)

Melaleuca ericifolia

FLORAL, CÍTRICO, MEDICINAL

Origem: Austrália

Método de extração: as folhas são destiladas a vapor.

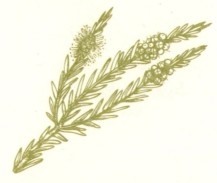

Descrição: o óleo essencial de *Tea Tree* Lavanda [também conhecida como Rosalina], tem cor entre o transparente e o amarelo-claro, e um aroma suave, cítrico, medicinal com tons florais.

Precauções: nenhuma

Usos: asma, alergias sazonais, alívio para queimaduras, cuidados pós-sol, repelente de insetos, catarro, tosse, congestão nasal, eliminação de muco, dor de garganta, espirros, nariz escorrendo, circulação, sintomas de resfriado e gripe, infecções no ouvido, dores de cabeça, alívio da comichão, febres, germes, suporte imune, alívio da dor, dores musculares, cólicas menstruais, verrugas, depressão, ansiedade, aromatizador de ambiente, catapora, acne, tratamento de cortes e feridas, clareza mental, odor corporal, *sprays* antissépticos de limpeza, insônia, estresse, tensão

Aplicações: o óleo essencial de *tea tree* lavanda é uma alternativa ao eucalipto suave e segura para crianças, e pode ser utilizado em qualquer aplicação que requeira óleo essencial de eucalipto. Quando adicionado a pomadas, óleos de massagem, misturas para difusor e inaladores de aromaterapia, pode ajudar a abrir as vias respiratórias e aliviar tosse, congestão nasal e nariz entupido. Com frequência é adicionado a produtos para o cuidado da pele, incluindo tônicos faciais, hidratantes e cremes antibacterianos para acalmar e tratar acne, pele seca e descamando, cortes e esfoladuras. As propriedades inseticidas da *tea tree* lavanda fazem dela uma adição perfeita a tratamentos para matar piolhos, bem como um repelente de insetos seguro para crianças. O seu pequeno está com dor de cabeça? Coloque 15 gotas de óleo essencial de *tea tree* lavanda e 10 gotas de óleo essencial de lavanda em um frasco *roll-on* aromaterápico de 15 ml. →

Capítulo 4 — 30 óleos essenciais mais utilizados

Gire-o para misturar e complete com um óleo carreador. Passe nas têmporas e na nuca, e massageie suavemente para aliviar a dor.

Ações terapêuticas: analgésico, antibacteriano, antidepressivo, antifúngico, anti-inflamatório, antimicrobiano, antisséptico, antiespasmódico, antiviral, descongestionante, expectorante, antitérmico, inseticida, sedativo, vulnerário

Mistura bem com: bergamota, cedro Atlas, camomila, canela, citronela, coentro (sementes), eucalipto, abeto, olíbano, gerânio, *grapefruit*, lavanda, limão-siciliano, hortelã-verde, manjerona, laranja-doce

Substitutos: eucalipto, lavanda, manjerona, melaleuca

Ylang-Ylang
(Ilangue-ilangue)

Cananga odorata

FLORAL, DOCE, QUENTE

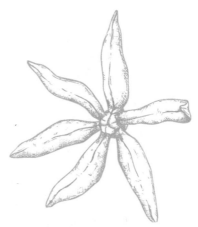

Origem: Madagascar

Método de extração: as flores são destiladas a vapor.

Descrição: existem dois tipos diferentes de óleo essencial de ylang-ylang: extra e completo. O ylang-ylang extra é amarelo-claro e tem um aroma floral intenso, que pode ser suave e doce. O ylang-ylang completo é um líquido oleoso amarelado, com um aroma floral e doce, e uma nota de base balsâmica, amadeirada.

Precauções: não deve ser usado em crianças com menos de dois anos, em gestantes ou mães amamentando. Quando usado topicamente, é recomendado um nível máximo de 0,8% ou 7 gotas por 30 ml (2 colheres de sopa) de óleo carreador.

Usos: problemas de pele, cosméticos, produtos para o cabelo, perfumes, depressão, insônia, espasmos musculares, afrodisíaco, pele seca e oleosa, TPM, oscilações de humor

Aplicações: o óleo essencial de ylang-ylang é usado topicamente em cosméticos e produtos para a pele, para ajudar a suavizar e tratar pele seca, eliminar rugas e reduzir cicatrizes. Quando difundido, pode aliviar a tensão, melhorar o humor e adicionar um pouco de romance no ar. Adicione 1 gota de óleo essencial de ylang-ylang por 30 ml (2 colheres de sopa) de óleo de abacate para um hidratante facial de luxo.

Ações terapêuticas: antibacteriano, antidepressivo, antifúngico, anti-inflamatório, antisséptico, antiespasmódico, afrodisíaco, expectorante, hipotensivo, nervino, sedativo, vulnerário

Mistura bem com: bergamota, pimenta-preta, cedro Atlas, camomila, sálvia esclareia, cravo-da-índia, gerânio, gengibre, *grapefruit*, lavanda, limão-siciliano, capim-limão, *tea tree* lavanda, rosa, laranja-doce

Substitutos: helicriso, também conhecida como sempre-viva ou immortelle (*Helichrysum*), jasmim, patchouli

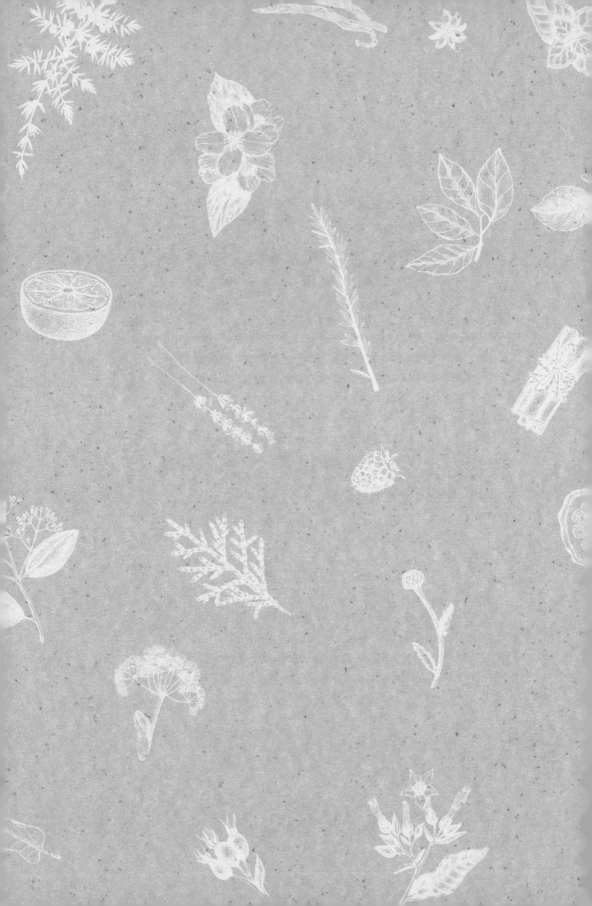

PARTE 3

RECEITAS E APLICAÇÕES

Os benefícios dos óleos essenciais são infinitos. Eles podem ajudar a melhorar a saúde física e mental, aprimorar cosméticos e produtos de higiene pessoal, e desinfetar e limpar sua casa. Esta seção traz *100 receitas* com os óleos essenciais aos quais você já foi apresentado.

O **CAPÍTULO 5** está repleto de receitas para inúmeros problemas de saúde, de tosse e congestão nasal a febres, dores de cabeça e outras mais.

O **CAPÍTULO 6** aborda a saúde emocional, incluindo receitas para aumento de foco e energia, redução de ansiedade e supressão de apetite.

No **CAPÍTULO 7**, você vai encontrar receitas voltadas para a família – para gestantes, bebês e crianças, mulheres, homens e idosos.

O **CAPÍTULO 8** apresenta receitas para o cuidado pessoal, incluindo creme dental, desodorante, cuidados faciais etc.

E, no **CAPÍTULO 9**, você vai aprender como fazer seus próprios produtos naturais de limpeza para todos os ambientes da casa.

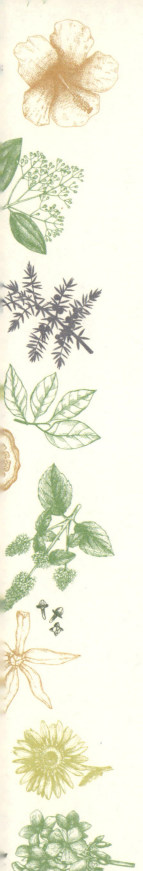

CAPÍTULO 5

Para a saúde física

Mistura para difusor Exterminadora de Pragas 89
Sabonete espuma antibacteriano Frescor Cítrico 89
Unguento descongestionante Respire Melhor 90
Vaporizadores de chuveiro Respire Fácil 91
Compressa refrescante para Febre 92
Banho para aliviar Resfriado e Gripe 92
Óleo para Dor de Ouvido 93
Pomada antibacteriana "Dodói" 94
Spray antibacteriano para Limpeza de Feridas 94
Loção com calamina para Comichão 95
Inalador pessoal para Alergias Sazonais 96
Roll-on para Dor de Cabeça e Seios da Face 96
Banho reparador dos Músculos 97
Óleo de massagem aquecedor para Reparar os Músculos 98
Gargarejo para alívio da Dor de Garganta 98
Pomada Antifúngica 99
Óleo removedor de Verrugas 100
Bálsamo para Eczema 100
Inalador pessoal para Náusea 101
Roll-on para acalmar a Barriga 102

Mistura para difusor Exterminadora de Pragas

AROMÁTICO

Seguro para idades a partir de 6 anos.
Não é seguro para gestantes ou lactantes

Nada mata os germes como esta mistura de óleos essenciais altamente antibacteriana e antiviral. Faça a difusão em todos os cômodos para desinfetar seu lar, auxiliar o sistema imune e aliviar os sintomas de resfriado e gripe.

1. Coloque todos os óleos essenciais em um frasco vazio de óleo essencial (ou qualquer frasco escuro de vidro com conta-gotas), e agite-o suavemente para misturar.
2. Pingue 8 a 10 gotas em um difusor, e deixe difundir por períodos intercalados de 30 minutos (30 minutos com difusão/30 minutos sem).

Rende 15 ml

¾ de colher de chá de óleo essencial de eucalipto
1 colher de chá de óleo essencial de canela (folhas)
¼ de colher de chá de óleo essencial de cravo-da-índia
¾ de colher de chá de óleo essencial de limão-siciliano
¼ de colher de chá de óleo essencial de alecrim

Dica útil: esta mistura de óleos essenciais pode ser usada em qualquer das receitas para limpeza, vaporizador de chuveiro e inaladores pessoais aromaterápicos apresentadas neste livro.

Sabonete espuma antibacteriano Frescor Cítrico

TÓPICO

Seguro para idades a partir de 2 anos

Este sabonete espuma de aroma refrescante limpa as mãos com suavidade, hidratando-as. Seu uso é seguro para toda a família e, além disso, fazendo seu próprio sabonete, você economiza dinheiro!

Rende 250 ml
(cerca de 1 xícara)

1 colher de sopa de sabão de Castela líquido
1 colher de sopa de óleo de abacate (ou outro óleo carreador líquido)
5 gotas de óleo essencial de laranja-doce →

Capítulo 5 — Para a saúde física

1. Misture todos os ingredientes em um frasco espumador de 250 ml (cerca de 1 xícara). Feche bem a tampa e agite para misturar.
2. Guarde no banheiro ou na cozinha, para uso diário.

5 gotas de óleo essencial de *grapefruit*
5 gotas de óleo essencial de bergamota
5 gotas de óleo essencial de hortelã-verde
Água filtrada para completar

Unguento descongestionante Respire Melhor

TÓPICO
Seguro para idades a partir de 6 anos.
Não é seguro para gestantes ou lactantes

Quando a tosse e a congestão nasal atacam, este unguento descongestionante clássico pode ajudar todo mundo a respirar melhor (veja na página 123 uma versão segura para crianças).

1. Em uma panela, derreta em fogo baixo o óleo de coco e a cera de abelha.
2. Uma vez derretidos, retire do fogo e adicione os óleos essenciais.
3. Passe para um vidro de conserva de 120 ml e coloque no congelador por cerca de 20 minutos para endurecer.
4. Aplique no peito, nas costas e no pescoço.

Rende cerca de 120 ml

¼ de xícara mais 2 colheres de sopa de óleo de coco não refinado
2 colheres de sopa de cera de abelha
50 gotas de óleo essencial de eucalipto
25 gotas de óleo essencial de hortelã-pimenta
15 gotas de óleo essencial de lavanda
15 gotas de óleo essencial de manjerona

Dica útil: para acalmar a tosse na hora de dormir, massageie o unguento descongestionante nas solas dos pés e calce meias.

PARTE 3 — RECEITAS E APLICAÇÕES

Vaporizadores de chuveiro Respire Fácil

AROMÁTICO

Seguro para idades a partir de 6 anos.
Não é seguro para gestantes ou lactantes

Banhos de chuveiro são terapêuticos para o sistema respiratório, sobretudo no caso de tosse e congestão nasal. Estes vaporizadores de chuveiro utilizam o poder do vapor e da aromaterapia para ajudar você a respirar melhor.

1. Usando luvas de borracha ou de látex, misture o bicarbonato de sódio, o ácido cítrico e o amido de milho em uma tigela média, desfazendo com os dedos qualquer torrão.
2. Adicione os óleos essenciais e mexa para misturar muito bem, desfazendo os pequenos torrões com as mãos enluvadas.
3. Usando o frasco de hamamélis, borrife a mistura 2 ou 3 vezes e continue a misturar, sempre de luvas, até conseguir uma massa única (como uma bola de neve) que não se esfarela.
4. Repita o passo 3 se a mistura estiver seca demais para se manter coesa.
5. Coloque a mistura em um medidor de ¼ de xícara, certificando-se de apertar com firmeza. Retire-a com cuidado, virando-a sobre um papel manteiga, e deixe secar. Se usar moldes de silicone, aperte bem a mistura nos moldes e deixe secar de um dia para o outro antes de tirá-la.
6. Coloque um vaporizador na ponta da banheira, sobre a borda, ou em um canto do boxe do chuveiro, evitando o contato direto com a água. Deixe dissolver lentamente enquanto você toma o banho de chuveiro, e inspire o aroma.

Rende 6 a 8 vaporizadores de chuveiro

1 xícara de bicarbonato de sódio
½ xícara de ácido cítrico
1 colher de sopa de amido de milho (pode ser substituído por fécula de araruta ou por qualquer tipo de argila)
½ colher de chá de óleo essencial de eucalipto
½ colher de chá de óleo essencial de lavanda
Hamamélis em um frasco borrifador pequeno
Medidor de ¼ de xícara ou moldes de silicone

Dica útil: quando guardado, o aroma acabará evaporando. Se isso acontecer, simplesmente pingue algumas gotas de cada óleo essencial sobre o vaporizador de chuveiro antes de utilizá-lo.

Compressa refrescante para Febre

TÓPICO

Seguro para idades a partir de 6 anos.
Não é seguro para gestantes ou lactantes

As febres são a estratégia natural do corpo para combater infecções, e, na maior parte dos casos, devem ser mantidas, e não baixadas. Uma compressa refrescante pode ajudar a diminuir a temperatura de seu corpo quando ela sobe demais.

1. Misture a água fervente com o saquinho de chá de hortelã-pimenta. Cubra e deixe descansar de 15 a 20 minutos.
2. Adicione 1 a 2 xícaras de cubos de gelo, e mexa até que tenham derretido e a água esteja fria, mas não gelada.
3. Coloque os óleos essenciais e o vinagre de maçã no chá frio de hortelã-pimenta, e mexa para misturar.
4. Molhe uma toalhinha na mistura e esprema o excesso. Aplique na testa e nos pés para ajudar a absorver o calor do corpo.

Rende 1 tratamento

2 xícaras de água fervente
1 saquinho de chá de hortelã-pimenta (ou 1 colher de sopa de chá de folhas a granel)
1 a 2 xícaras de cubos de gelo
4 gotas de óleo essencial de hortelã-pimenta
4 gotas de óleo essencial de lavanda
¼ de xícara de vinagre cru de maçã

Dica de substituição: para uma receita segura para crianças, use óleo essencial de hortelã-verde em vez do óleo essencial de hortelã-pimenta.

Banho para aliviar Resfriado e Gripe

TÓPICO

Seguro para idades a partir de 2 anos

Os banhos de imersão são minha primeira linha de defesa quando alguém de minha família tem um resfriado ou gripe. Esta mistura calmante alivia os sintomas do resfriado e da gripe, ao mesmo tempo em que relaxa o corpo e auxilia o sistema imune.

1. Em uma tigela média, coloque o óleo carreador e os óleos essenciais e mexa para misturar.
2. Adicione sal amargo (sal de Epsom) à mistura de óleos e mexa com uma colher.

Rende 1 tratamento

2 colheres de sopa de óleo de amêndoas doces (ou outro óleo carreador líquido)
3 gotas de óleo essencial de *tea tree* lavanda
3 gotas de óleo essencial de manjerona
3 gotas de óleo essencial de lavanda
1 xícara de sal amargo (sal de Epsom)

3. Despeje a mistura junto à saída de água ao encher a banheira.
4. Fique em imersão na banheira pelo menos por 20 minutos.

Dica de substituição: nesta receita, caso não queira uma banheira escorregadia depois do banho, use o shampoo ou a espuma de banho sem perfume de sua preferência no lugar do óleo carreador.

❋ Se você não tiver uma banheira, pode preparar uma infusão diluindo a receita do banho em água morna em quantidade suficiente para despejá-la delicadamente sobre o corpo, enquanto permanece relaxado, sentado próximo ao vapor do chuveiro. (N.E.)

Óleo para Dor de Ouvido

TÓPICO

Seguro para idades a partir de 2 anos. Consulte seu médico antes da aplicação, para ter certeza de que o tímpano não está perfurado. Não deve ser usado com tubos de ventilação de ouvido.

Dores e infecções de ouvido não são divertidas para ninguém, não importa a idade. Este óleo tem por finalidade aliviar a dor e tratar as infecções de ouvido com óleos essenciais antibacterianos e antivirais diluídos a 2% em azeite de oliva.

1. Coloque o azeite de oliva e os óleos essenciais em um frasco de vidro de 30 ml de tampa com gotejador.
2. Agite-o suavemente para misturar.
3. Aqueça o óleo colocando o frasco em um saco plástico vedado e mergulhando-o em uma tigela de água quente. Vire a cabeça com cuidado para o lado e pingue 1 ou 2 gotas no ouvido. Mantenha a cabeça virada por dois minutos antes de repetir com o outro ouvido. Pode ser aplicado duas vezes ao dia, conforme necessário.

Rende 30 ml

2 colheres de sopa de azeite de oliva extra virgem
6 gotas de óleo essencial de lavanda
6 gotas de óleo essencial de *tea tree* lavanda
3 gotas de óleo essencial de melaleuca
3 gotas de óleo essencial de camomila-romana

Dica útil: você também pode massagear de 1 a 3 gotas de óleo ao redor da parte externa da orelha, descendo pelo pescoço, conforme necessário.

Capítulo 5 — Para a saúde física

Pomada antibacteriana "Dodói"

TÓPICO

Seguro para todas as idades

Esta pomada curativa multiúso acalma e cura esfoladuras, cortes e outros tipos de "dodóis".

1. Em uma panela, derreta em fogo baixo o óleo de coco, a manteiga de karité e a cera de abelha.
2. Uma vez derretidos, retire do fogo e adicione os óleos essenciais. Mexa até estarem bem misturados.
3. Passe para um vidro de conserva de 120 ml e coloque no congelador por cerca de 20 minutos, para endurecer.
4. Aplique uma pequena porção, do tamanho de uma ervilha, para limpar machucados, cortes, arranhões e outros tipos de "dodóis".

Rende cerca de 120 ml

¼ de xícara de óleo de coco não refinado
2 colheres de sopa de manteiga de karité
2 colheres de sopa de cera de abelha
30 gotas de óleo essencial de lavanda
30 gotas de óleo essencial de melaleuca
20 gotas de óleo essencial de limão-siciliano

Dica útil: coloque a pomada em latinhas de 15 ml ou em tubos vazios de protetor labial para levar na bolsa ou mochila ao sair.

Spray antibacteriano para Limpeza de Feridas

TÓPICO

Seguro para todas as idades

O primeiro passo para curar um ferimento sem que ele infeccione é limpá-lo de modo correto. Com este spray antibacteriano, você pode limpar rapidamente qualquer ferimento, esteja em casa ou em plena natureza.

1. Em um frasco borrifador de 120 ml, misture o hamamélis, o gel de babosa e a glicerina vegetal com os óleos essenciais. Agite suavemente para misturar.

Rende 120 ml

¼ de xícara de hamamélis
1 colher de sopa de gel de babosa (aloe vera)
1 colher de chá de glicerina vegetal
6 gotas de óleo essencial de gerânio
10 gotas de óleo essencial de lavanda
10 gotas de óleo essencial de *tea tree* lavanda
Água destilada para completar

94   PARTE 3 — RECEITAS E APLICAÇÕES

2. Adicione água destilada suficiente para completar o frasco.
3. Agite bem e borrife nos ferimentos abertos ou sujos. Seque suavemente com um paninho ou uma toalha secos, sem esfregar. A seguir, use a Pomada antibacteriana "Dodói". Quando não estiver usando, guarde qualquer *spray* em um local fresco e escuro.

Dica de substituição: para melhor efeito, use hidrolato de lavanda ou de calêndula no lugar da água destilada. Ambos são conhecidos por estimular a regeneração de tecidos, aliviar inflamações e tratar ferimentos.

Loção com calamina para Comichão

TÓPICO

Seguro para todas as idades

É tradicional o uso de argila e de ervas para o alívio da comichão, e isso não mudou nos dias de hoje. Esta loção é usada no mundo todo para aliviar comichão de picadas de insetos, erupções cutâneas e catapora.

1. Em uma tigela pequena de vidro, misture o bicarbonato de sódio e a argila bentonita, e a seguir acrescente a glicerina vegetal enquanto mexe.
2. Lentamente (1 colher de sopa por vez) adicione o hamamélis, e mexa até obter uma pasta homogênea e cremosa.
3. Acrescente o óleo de coco e os óleos essenciais, e mexa até misturá-los à pasta.
4. Aplique em comichões decorrentes de picadas de insetos, erupções cutâneas, catapora etc. Mantenha refrigerado quando não estiver em uso.

Rende cerca de 120 ml

2 colheres de sopa de bicarbonato de sódio
3 colheres de sopa de argila bentonita
1 colher de sopa de glicerina vegetal
Hamamélis suficiente para formar uma pasta
1 colher de chá de óleo de coco não refinado, derretido, mas não quente
15 gotas de óleo essencial de lavanda
5 gotas de óleo essencial de melaleuca

Capítulo 5 — Para a saúde física

Inalador pessoal para Alergias Sazonais

AROMÁTICO

Seguro para idades a partir de 6 anos.
Não é seguro para gestantes ou lactantes

As alergias sazonais causam coceira no nariz, nariz escorrendo e olhos lacrimejantes, mas um inalador pessoal aromaterápico pode ajudar a acalmar tais sintomas de forma discreta, onde quer que você esteja. Pequeno e compacto, pode ser levado no bolso, na bolsa, na pasta ou na mochila.

1. Misture todos os óleos essenciais em uma tigela pequena de vidro.
2. Usando uma pinça, coloque um filtro de algodão de um inalador pessoal aromaterápico na tigela e movimente-o de um lado para o outro até que a mistura de óleos essenciais seja absorvida.
3. Use a pinça para transferir o filtro de algodão para o tubo do inalador. Feche o tubo e rotule o inalador.
4. Cheire o inalador conforme necessário.

Rende 1 tratamento

5 gotas de óleo essencial de eucalipto
5 gotas de óleo essencial de limão-siciliano
5 gotas de óleo essencial de *tea tree* lavanda
5 gotas de óleo essencial de cipreste
1 filtro limpo de algodão para inalador pessoal aromaterápico

Dica de substituição: para uma versão segura para crianças e gestantes, use óleo essencial de tanaceto-azul no lugar do óleo essencial de eucalipto. Embora a maioria das empresas venda apenas tanaceto-azul (*Tanacetum annuum*), tome cuidado para não confundi-lo com o óleo de tanaceto (*Tanacetum vulgare*).

Roll-on para Dor de Cabeça e Seios da Face

TÓPICO

Seguro para idades a partir de 6 anos.
Não é seguro para gestantes ou lactantes

Dores de cabeça e enxaqueca são o que há de pior, e esta é minha mistura preferida para esses casos. O óleo essencial de hortelã-pimenta é bem conhecido por sua capacidade de acalmar a dor de cabeça, enquanto a lavanda ajuda a relaxar a tensão e o eucalipto reduz a pressão nos seios da face.

Rende 10 ml

3 gotas de óleo essencial de hortelã-pimenta
3 gotas de óleo essencial de lavanda
3 gotas de óleo essencial de eucalipto
Óleo de coco fracionado para completar

1. Coloque os óleos essenciais em um frasco *roll-on* de vidro de 10 ml.
2. Adicione óleo de coco fracionado o suficiente para completar o frasco. Encaixe a esfera, tampe e gire o frasco suavemente para misturar. Não se esqueça de rotular o frasco.
3. Passe nas têmporas e na nuca. Massageie suavemente.

Banho reparador dos Músculos

TÓPICO

Seguro para idades a partir de 2 anos

Depois de um dia de trabalho intenso ou de uma malhação pesada na academia, seus músculos agradecerão alguma atenção especial, e um sal de banho aromaterápico é exatamente o que eles precisam. Para crianças de 2 a 6 anos, reduza uma gota de cada óleo essencial desta receita.

1. Em uma tigela média de vidro, coloque a espuma de banho e os óleos essenciais e mexa para misturar.
2. Adicione o sal amargo (sal de Epsom) à mistura e mexa com uma colher.
3. Despeje a mistura sob a água corrente ao encher a banheira.
4. Fique em imersão na banheira pelo menos por 20 minutos.

Rende 1 tratamento

2 colheres de sopa de espuma de banho sem perfume
3 gotas de óleo essencial de manjerona
3 gotas de óleo essencial de *tea tree* lavanda
3 gotas de óleo essencial de pimenta-preta
1 xícara de sal amargo (sal de Epsom)

Dica útil: nesta receita, caso necessário, use seu óleo carreador favorito no lugar da espuma de banho.

❖ Se você não tiver uma banheira, pode preparar uma infusão diluindo a receita do banho reparador em água morna em quantidade suficiente para despejá-la aos poucos sobre o corpo, enquanto massageia delicadamente as áreas doloridas. (N.E.)

Capítulo 5 — Para a saúde física

Óleo de massagem aquecedor para Reparar os Músculos

TÓPICO

Seguro para idades a partir de 6 anos.
Não é seguro para gestantes ou lactantes

Quando os músculos doem, não há melhor terapia do que uma massagem. Este óleo vai ajudar a aquecer a área da massagem, aumentar a circulação e reduzir a dor. Para receitas seguras para crianças, veja, no **CAPÍTULO 7**, *Banho para Dores de Crescimento (página 125) e Óleo de massagem para Dores de Crescimento (página 126).*

1. Em uma tigela média de vidro, misture o óleo carreador e os óleos essenciais.
2. Coloque a mistura em um frasco com válvula [como os de sabonete líquido] (ou o recipiente que preferir).
3. Massageie os músculos doloridos com o óleo. Evite áreas sensíveis, para prevenir irritações. Guarde em um lugar fresco e escuro.

Rende cerca de 60 ml

¼ de xícara de óleo carreador
25 gotas de óleo essencial de hortelã-pimenta
20 gotas de óleo essencial de cravo-da-índia
20 gotas de óleo essencial de canela (folhas)
15 gotas de óleo essencial de gengibre

Gargarejo para alívio da Dor de Garganta

TÓPICO

Seguro para idades a partir de 10 anos.
Não é seguro para gestantes ou lactantes

A dor de garganta é muito chata, mas os óleos essenciais podem ajudar. O óleo essencial de hortelã-pimenta é útil para aliviar a dor de garganta porque reduz a inflamação e acalma a dor, ao mesmo tempo em que fortalece o sistema imune para ajudar a combater a infecção.

Rende 30 ml

9 gotas de óleo essencial de hortelã-pimenta
2 colheres de sopa de óleo de coco fracionado

Dica de substituição:

use óleo essencial de hortelã-verde ou de limão-siciliano se o hortelã-pimenta for forte demais para seu paladar.

1. Dilua o óleo essencial de hortelã-pimenta no óleo de coco fracionado. Coloque a mistura em um frasco.
2. Gargareje o óleo por 30 segundos, então cuspa. Não engolir a mistura. Guarde em um lugar fresco e escuro.

Pomada Antifúngica

TÓPICO

Seguro para idades a partir de 2 anos

Com perseverança e óleos essenciais altamente antifúngicos, você consegue livrar-se de pé de atleta, micoses e outros tipos de fungos cutâneos que são difíceis de tratar. Esta pomada acalma a pele inflamada, ao mesmo tempo em que combate infecções por fungos e alivia a comichão.

1. Em uma panela, derreta em fogo baixo o óleo de coco, a manteiga de karité e a cera de abelha.
2. Uma vez derretidos, retire do fogo, adicione os óleos essenciais e mexa.
3. Passe para um vidro de conserva de 120 ml e coloque no congelador por cerca de 20 minutos para endurecer.
4. Aplique uma porção do tamanho de uma ervilha na pele limpa e seca, duas vezes ao dia.

Rende cerca de 120 ml

¼ de xícara de óleo de coco não refinado
2 colheres de sopa de manteiga de karité
2 colheres de sopa de cera de abelha
30 gotas de óleo essencial de lavanda
30 gotas de óleo essencial de melaleuca
20 gotas de óleo essencial de canela (folhas)

Dica útil: coloque a pomada em latinhas de 15 ml ou em tubos vazios de protetor labial para levar com você ao sair.

Óleo removedor de Verrugas

TÓPICO

Seguro para idades a partir de 2 anos.
Não aplique nos órgãos genitais

Pode ser extremamente difícil livrar-se de verrugas, mas já vi os óleos essenciais dissolvê-las por mágica, sem qualquer procedimento doloroso. Este óleo também age nos acrocórdons ("bolinhas" da pele).

1. Coloque os óleos essenciais em um frasco de vidro vazio de 10 ml com um conta-gotas.
2. Adicione óleo de coco fracionado suficiente para completar o frasco. Coloque a tampa com conta-gotas e agite o frasco suavemente para misturar. Não se esqueça de colocar um rótulo.
3. Aplique umas duas gotas a um chumaço de algodão e coloque sobre a verruga, duas ou três vezes ao dia, até que ela desapareça.

Rende 10 ml

30 gotas de óleo essencial de limão-siciliano (destilado a vapor)
25 gotas de óleo essencial de cipreste
25 gotas de óleo essencial de manjerona
15 gotas de óleo essencial de melaleuca
Óleo de coco fracionado para completar

Bálsamo para Eczema

TÓPICO

Seguro para idades a partir de 2 anos

Em surtos de eczema, este bálsamo calmante ajuda a reduzir inflamações, elimina a comichão e cura as bolhas.

1. Em uma panela, derreta em fogo baixo o óleo de coco, a manteiga de karité e a cera de abelha.
2. Uma vez derretidos, retire do fogo e adicione os óleos essenciais. Mexa para misturar.

Rende cerca de 120ml

¼ de xícara de óleo de coco não refinado
2 colheres de sopa de manteiga de karité
2 colheres de sopa de cera de abelha
40 gotas de óleo essencial de lavanda
25 gotas de óleo essencial de gerânio →

3. Passe para um vidro de conserva de 120 ml e coloque no congelador por cerca de 20 minutos para endurecer.
4. Aplique uma porção do tamanho de uma ervilha nas áreas afetadas, conforme necessário.

25 gotas de óleo essencial de coentro (sementes)
10 gotas de óleo essencial de cedro Atlas

Inalador pessoal para Náusea

AROMÁTICO

Seguro para idades a partir de 6 anos

A náusea pode aparecer a qualquer momento, e ajuda muito ter os óleos essenciais adequados sempre à mão. O hortelã e o gengibre são bem conhecidos por suas propriedades digestivas, e juntos acalmam o pior da náusea, incluindo enjoo em barcos e em viagens. Você pode carregar este inalador pessoal na bolsa, na pasta, na mochila ou no bolso, para um uso discreto e fácil.

Rende 1 tratamento

10 gotas de óleo essencial de hortelã-pimenta
7 gotas de óleo essencial de hortelã-verde
3 gotas de óleo essencial de gengibre
1 filtro limpo de algodão para inalador pessoal aromaterápico

1. Misture os óleos essenciais em uma tigela pequena de vidro.
2. Usando uma pinça, coloque um filtro de algodão de um inalador pessoal aromaterápico na tigela e movimente-o de um lado para o outro até que a mistura de óleos essenciais seja absorvida.
3. Use a pinça para transferir o filtro de algodão para o tubo do inalador. Feche o tubo e rotule o inalador.
4. Inale conforme o necessário.

Roll-on para acalmar a Barriga

TÓPICO

Seguro para idades a partir de 2 anos.
Não é seguro para gestantes ou lactantes

No caso de dor de estômago, indigestão ou gases, aplique este roll-on no abdome para ajudar a acalmar um estômago embrulhado. Também pode ser usado como um inalador pessoal para aliviar náuseas rapidamente.

1. Coloque os óleos essenciais em um frasco *roll-on* de vidro de 10 ml.
2. Adicione óleo de coco fracionado o suficiente para completar o frasco. Encaixe a esfera, tampe e agite o frasco suavemente para misturar. Não se esqueça de rotular o frasco.
3. Passe-o no abdome e massageie suavemente, com movimentos circulares no sentido horário.

Rende 10 ml

5 gotas de óleo essencial de hortelã-verde
5 gotas de óleo essencial de laranja-doce
3 gotas de óleo essencial de gengibre
2 gotas de óleo essencial de capim-limão
Óleo de coco fracionado para completar

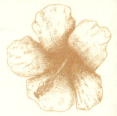
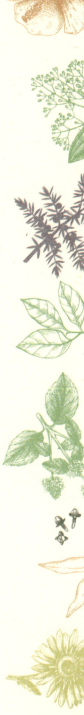

CAPÍTULO 6

Para o bem-estar emocional

Mistura para difusor contra Estresse/Ansiedade 104
Vaporizadores de chuveiro contra Ansiedade 105
Roll-on Relaxante 106
Perfume *roll-on* Dia Feliz 106
Spray corporal Sol Brilhante e Arco-Íris 107
Spray de magnésio para a Hora de Dormir 107
Banho para a hora de dormir Sono Profundo 108
Spray para travesseiro Tranquilizante 109
Óleo de massagem Hora do Sono 110
Spray para tapete de yoga Horário Matinal 110
Roll-on para Meditação Consciente 111
Vaporizadores de chuveiro para Aumentar a Energia 112
Inalador pessoal Vamos Lá 113
Roll-on para Atenção e Foco 113
Mistura para difusor para ajudar nos Estudos 114
Inalador pessoal Modere seu Apetite 115
Óleo de massagem Dança Romântica dos Apaixonados 115
Spray romântico para ambientes Enseada Paraíso 116
Banho Dia de Spa 117
Perfume Criatividade da Musa 117

Mistura para difusor contra Estresse/Ansiedade

AROMÁTICO

Seguro para todas as idades.
Não é seguro para gestantes

Quando o estresse e a ansiedade estão elevados, esta mistura para difusor pode ajudar a liberar a tensão, acalmar as mudanças de humor hormonais e tranquilizar os nervos esgotados.

1. Coloque todos os óleos essenciais em um frasco vazio de óleo essencial (ou qualquer frasco escuro de vidro com conta-gotas), e agite-o suavemente para misturar.
2. Pingue 8 a 10 gotas em um difusor, e deixe difundir por períodos intercalados de 30 minutos (30 minutos com difusão/30 minutos sem).

Rende 15 ml

1 colher de chá de óleo essencial de lavanda
½ colher de chá de óleo essencial de sálvia esclareia
1 colher de chá de óleo essencial de *grapefruit*
½ colher de chá de óleo essencial de camomila-romana

Dica útil: esta mistura de óleos essenciais também pode ser usada em um *roll-on* aromaterápico. Coloque 9 gotas da mistura em um frasco *roll-on* de vidro de 10 ml e complete com óleo de coco fracionado.

Vaporizadores de chuveiro contra Ansiedade

AROMÁTICO

Seguro para todas as idades

Não há nada melhor do que relaxar com um vaporizador de chuveiro. Esses vaporizadores são vibrantes e cítricos e ótimos para aliviar o estresse e a ansiedade. Relaxe no chuveiro e deixe que a aromaterapia lave todas suas preocupações.

Rende 6 a 8 vaporizadores de chuveiro

1 xícara de bicarbonato de sódio
½ xícara de ácido cítrico
1 colher de sopa de amido de milho (pode ser substituído por fécula de araruta ou por qualquer tipo de argila)
½ colher de chá de óleo essencial de bergamota
½ colher de chá de óleo essencial de coentro (sementes)
Hamamélis em um frasco borrifador pequeno
Medidor de ¼ de xícara ou moldes de silicone

1. Usando luvas de borracha ou de látex, misture o bicarbonato de sódio, o ácido cítrico e o amido de milho em uma tigela média, desfazendo com os dedos qualquer torrão.
2. Adicione os óleos essenciais e mexa para misturar muito bem com os pós, desfazendo pequenos torrões.
3. Usando o frasco de hamamélis, borrife a mistura 2 ou 3 vezes e continue a misturar, sempre de luvas, até conseguir uma massa única (como uma bola de neve) que não se esfarela.
4. Repita o passo 3 se a mistura estiver seca demais para se manter coesa.
5. Coloque a mistura em um medidor de ¼ de xícara, certificando-se de apertar com firmeza. Retire a mistura com cuidado, virando-a sobre papel manteiga, e deixe secar. Se usar moldes de silicone, aperte bem a mistura nos moldes, e deixe secar de um dia para o outro antes de tirá-la.
6. Coloque um vaporizador na ponta da banheira, sobre a borda, ou em um canto do boxe do chuveiro, evitando contato direto com a água. Deixe dissolver lentamente enquanto você toma seu banho de chuveiro, e inspire profundamente o aroma.

Roll-on Relaxante

TÓPICO

Seguro para idades a partir de 2 anos

Use o roll-on relaxante, com seus aromas tranquilizantes florais e cítricos, para acalmar os nervos e aliviar as preocupações.

1. Coloque os óleos essenciais em um frasco *roll-on* de vidro de 10 ml.
2. Adicione óleo de coco fracionado o suficiente para completar o frasco. Encaixe a esfera, tampe e agite o frasco suavemente para misturar. Não se esqueça de rotular o frasco.
3. Passe o *roll-on* e massageie suavemente os óleos nas têmporas, nos pulsos e na nuca.

Rende 10 ml

3 gotas de óleo essencial de camomila-romana
3 gotas de óleo essencial de laranja-doce
3 gotas de óleo essencial de gerânio
Óleo de coco fracionado para completar

Perfume *roll-on* Dia Feliz

TÓPICO

Seguro para idades a partir de 6 anos.
Não é seguro para gestantes ou lactantes

Comece o dia saindo da cama com o "pé direito", usando este perfume refrescante e alto astral, que vai deliciar seus sentidos.

1. Coloque os óleos essenciais em um frasco *roll-on* de vidro de 10 ml.
2. Adicione óleo de semente de uva o suficiente para completar o frasco. Encaixe a esfera, tampe e agite o frasco suavemente para misturar. Não esqueça de rotular o frasco.
3. Aplique como um perfume: atrás das orelhas e nos pulsos, no decote e na nuca. Perfumes naturais não duram tanto quanto os sintéticos, por isso volte a aplicar conforme necessário.

Rende 10 ml

3 gotas de óleo essencial de *grapefruit*
2 gotas de óleo essencial de coentro (sementes)
3 gotas de óleo essencial de bergamota
1 gota de óleo essencial de capim-limão
Óleo de semente de uva para completar

Dica de substituição: o óleo de semente de uva é usado na receita por carrear o aroma durante mais tempo, mas fique à vontade para usar outro óleo carreador líquido, como o óleo de coco fracionado.

Spray corporal Sol Brilhante e Arco-Íris

TÓPICO

Seguro para idades a partir de 2 anos

Quando você está se sentindo para baixo, esta mistura de aroma doce vai melhorar seu estado de espírito.

1. Em um frasco borrifador de 120 ml, misture o hamamélis, o gel de babosa e a glicerina vegetal com os óleos essenciais. Agite-o suavemente para misturar.
2. Adicione água destilada o suficiente para completar o frasco.
3. Agite bem antes de borrifar em suas roupas ou no corpo. Guarde em um lugar fresco e escuro.

Rende 120 ml

¼ de xícara de hamamélis
1 colher de sopa de gel de babosa (aloe vera)
1 colher de chá de glicerina vegetal
40 gotas de óleo essencial de limão-siciliano
50 gotas de óleo essencial de bergamota
2 gotas de óleo essencial de ylang-ylang
15 gotas de óleo essencial de baunilha
Água destilada para completar

Dica útil: você pode usar este *spray* em travesseiros, sofás, toalhas e roupas de cama.

Spray de magnésio para a Hora de Dormir

TÓPICO

Seguro para idades a partir de 2 anos

A deficiência de magnésio é extremamente comum, e pode causar diversos sintomas, incluindo enxaqueca, ansiedade, mudanças de humor, insônia e espasmos musculares. Este spray para a hora de dormir combina o poder dos óleos essenciais relaxantes e do magnésio para ajudar a acalmar a mente e o corpo para o sono.

1. Em um frasco borrifador de 120 ml, misture o óleo de jojoba e a glicerina vegetal com os óleos essenciais. Agite-o suavemente para misturar.
2. Adicione óleo de magnésio o suficiente para completar o frasco.

Rende 120 ml

1 colher de sopa de óleo de jojoba
1 colher de chá de glicerina vegetal
40 gotas de óleo essencial de lavanda
20 gotas de óleo essencial de manjerona
15 gotas de óleo essencial de cedro Atlas
30 gotas de óleo essencial de laranja-doce
Óleo de magnésio para completar

3. Aplique na hora de dormir. Agite bem e borrife em todo o seu corpo, especialmente nos braços, pernas e pés. Massageie para ser absorvido pela pele. Guarde em um lugar fresco e escuro.

Nota: se você é novo no uso do *spray* de magnésio, sua pele pode começar a coçar. Caso isso aconteça, dilua a receita no primeiro frasco que preparar, colocando 2 colheres de sopa de água destilada antes de completá-lo com óleo de magnésio. Você pode usar a receita com a intensidade normal quando voltar a encher o frasco.

Dica útil: você pode usar óleo de magnésio comprado ou pode fazê-lo você mesmo, com facilidade. Para tanto, misture ½ xícara de flocos de magnésio (cloreto de magnésio, não sal amargo [sal de Epsom]) com 3 colheres de sopa de água fervente, e mexa até dissolver completamente.

Banho para a hora de dormir Sono Profundo

TÓPICO

Seguro para idades a partir de 2 anos

Um banho de imersão pode ajudar você a relaxar, e esta receita é como eu me livro de uma mente inquieta e do estresse antes de ir dormir.

1. Em uma tigela média, coloque a espuma de banho e os óleos essenciais, e mexa para misturar.
2. Adicione sal amargo (sal de Epsom) à mistura e mexa com uma colher.

Rende 1 tratamento

- 2 colheres de sopa de espuma de banho ou shampoo sem perfume
- 3 gotas de óleo essencial de lavanda
- 3 gotas de óleo essencial de camomila-romana
- 3 gotas de óleo essencial de coentro (sementes)
- 1 xícara de sal amargo (sal de Epsom)

3. Despeje a mistura sob a água corrente ao encher a banheira.
4. Fique em imersão na banheira por pelo menos 20 minutos.

Dica útil: se você não tem espuma de banho à mão, fique à vontade para substituí-la por seu óleo carreador preferido.

❖ Se você não tiver uma banheira, pode preparar uma infusão diluindo a receita do banho em água morna em quantidade suficiente para despejá-la aos poucos sobre o corpo, enquanto relaxa sentado próximo ao vapor do chuveiro. (N.E.)

Spray para travesseiro Tranquilizante

AROMÁTICO

Seguro para idades a partir de 2 anos

Criar a atmosfera certa para o sono é um dos primeiros passos para conseguir uma noite mais repousante. Este produto pode ser borrifado por todo o seu quarto, para criar uma atmosfera calmante. Eu adiciono óleo essencial de tea tree lavanda para aliviar a congestão nasal e reduzir os roncos, conforme necessário.

1. Em um frasco borrifador de 120 ml, misture o hamamélis com os óleos essenciais. Agite-o suavemente para misturar.
2. Adicione água destilada o suficiente para completar o frasco.
3. Agite bem e borrife em travesseiros, cobertores, lençóis, colchas e cortinas do quarto de dormir. Guarde em um lugar fresco e escuro.

Rende 120 ml

¼ de xícara de hamamélis
40 gotas de óleo essencial de lavanda
40 gotas de óleo essencial de bergamota
20 gotas de óleo essencial de camomila-romana
10 gotas de óleo essencial de *tea tree* lavanda
Água destilada para completar

Dica útil: antes de deitar-se, borrife esta mistura de óleos em seu pijama e coloque-o na secadora de roupas por cinco minutos. Isso vai aquecer os óleos e propiciar uma deliciosa fragrância tranquilizadora para embalar seu sono.

Óleo de massagem Hora do Sono

TÓPICO

Seguro para idades a partir de 2 anos

Muitos de nós carregam o estresse nos músculos. Uma massagem com este óleo e seu aroma refrescante e amadeirado antes de dormir pode ajudar a aliviar a tensão, permitindo que você adormeça mais rápido.

Rende cerca de 60 ml

¼ de xícara de óleo carreador
15 gotas de óleo essencial de lavanda
10 gotas de óleo essencial de manjerona
10 gotas de óleo essencial de cedro Atlas
5 gotas de óleo essencial de olíbano

1. Em uma tigela média de vidro, coloque o óleo carreador e os óleos essenciais e mexa para misturar.
2. Coloque a mistura em um frasco com válvula [como os de sabonete líquido] (ou o recipiente que preferir).
3. Massageie o corpo com o óleo, concentrando-se nos ombros, no pescoço, nas pernas e nos pés. Evite áreas sensíveis. Guarde em um lugar fresco e escuro.

Spray para tapete de yoga Horário Matinal

AROMÁTICO, TÓPICO, LIMPEZA

Seguro para idades a partir de 2 anos.
Não é seguro para gestantes ou lactantes

Praticar yoga é a forma perfeita de começar o dia. Este spray para o tapete de yoga, refrescante e energizante, é multiúso, e pode ser empregado para estabelecer o estado de espírito antes da prática e para limpar seu tapete depois dela.

Rende 120 ml

¼ de xícara de hamamélis
20 gotas de óleo essencial de *grapefruit*
20 gotas de óleo essencial de limão-siciliano
10 gotas de óleo essencial de hortelã-verde
5 gotas de óleo essencial de manjericão
Água destilada para completar

1. Em um frasco borrifador de 120 ml, misture o hamamélis com os óleos essenciais. Agite-o suavemente para misturar.

2. Adicione água destilada o suficiente para completar o frasco.
3. Agite bem e borrife o tapete e a você mesmo antes de começar a prática de yoga. Depois, borrife bem o tapete e seque-o com uma toalha, sem esfregar.

Roll-on para Meditação Consciente

TÓPICO

Seguro para idades a partir de 2 anos.
Não é seguro para gestantes

Este roll-on aromaterápico vai ajudar você a colher os profundos benefícios da meditação, centrando você e ajudando a aumentar o foco e a concentração.

1. Coloque os óleos essenciais em um frasco *roll-on* de vidro de 10 ml.
2. Adicione óleo de coco fracionado o suficiente para completar o frasco. Encaixe a esfera, tampe e gire o frasco suavemente para misturar. Não esqueça de rotular o frasco.
3. Quando estiver se preparando para a meditação, massageie suavemente o óleo nas têmporas, na testa, no pescoço e nas solas dos pés.

Rende 10 ml

1 gota de óleo essencial de olíbano
3 gotas de óleo essencial de bergamota
3 gotas de óleo essencial de lavanda
2 gotas de óleo essencial de sálvia esclareia
Óleo de coco fracionado para completar

Vaporizadores de chuveiro para Aumentar a Energia

AROMÁTICO

Seguro para idades a partir de 6 anos.
Não é seguro para gestantes

Toda manhã, levo o café ou o chá para o chuveiro, depois de colocar um desses vaporizadores de chuveiro para aumentar a energia. Então, aplico o condicionador de cabelo e fico sentada, tomando minha bebida e inalando os aromas energizantes do hortelã-pimenta, do limão-siciliano e do alecrim. É um jeito maravilhoso de começar o dia!

1. Usando luvas de borracha ou de látex, misture o bicarbonato de sódio, o ácido cítrico e o amido de milho em uma tigela média, desfazendo com os dedos qualquer torrão.

2. Adicione os óleos essenciais e mexa para misturar muito bem com os pós, desfazendo os pequenos torrões.

3. Usando o frasco de hamamélis, borrife a mistura 2 ou 3 vezes, e continue a misturar, sempre de luvas, até conseguir uma massa única (como uma bola de neve) que não se esfarela.

4. Repita o passo 3 se a mistura estiver seca demais para se manter coesa.

5. Coloque a mistura em um medidor de ¼ de xícara, certificando-se de apertar com firmeza. Retire a mistura com cuidado, virando-a sobre papel manteiga, e deixe secar. Se usar moldes de silicone, aperte bem a mistura nos moldes, e deixe secar de um dia para o outro antes de tirá-la.

6. Coloque um vaporizador na ponta da banheira, sobre a borda, ou em um canto do boxe do chuveiro, evitando contato direto com a água. Deixe dissolver lentamente enquanto você toma seu banho de chuveiro e inspira o aroma.

Rende 6 a 8 vaporizadores de chuveiro

1 xícara de bicarbonato de sódio
½ xícara de ácido cítrico
1 colher de sopa de amido de milho (pode ser substituído por fécula de araruta ou por qualquer tipo de argila)
½ colher de chá de óleo essencial de limão-siciliano
¼ de colher de chá de óleo essencial de hortelã-pimenta
¼ de colher de chá de óleo essencial de alecrim
Hamamélis em um frasco borrifador pequeno
Medidor de ¼ de xícara ou moldes de silicone

Inalador pessoal Vamos Lá

AROMÁTICO

Seguro para idades a partir de 6 anos.
Não é seguro para gestantes

Todos nós já sentimos aquela moleza ao meio-dia, quando teríamos preferido tirar um cochilo a estar na escola ou no trabalho. Esta mistura foi pensada para ajudar você a passar pelos momentos em que precisa dar uma levantada na sua energia.

1. Misture todos os óleos essenciais em uma tigela pequena de vidro.
2. Usando uma pinça, coloque um filtro de algodão de um inalador pessoal aromaterápico na tigela e movimente-o de um lado para o outro até que a mistura de óleos essenciais seja absorvida.
3. Use a pinça para transferir o filtro de algodão para o tubo do inalador. Feche o tubo e rotule o inalador.
4. Inale, conforme o necessário.

Rende 1 tratamento

5 gotas de óleo essencial de hortelã-pimenta
5 gotas de óleo essencial de abeto
5 gotas de óleo essencial de cipreste
5 gotas de óleo essencial de pimenta-preta
1 filtro limpo de algodão para inalador pessoal aromaterápico

Roll-on para Atenção e Foco

TÓPICO

Seguro para idades a partir de 6 anos.
Não é seguro para gestantes ou lactantes

Todos nós precisamos de uma ajudinha, de vez em quando, para nos concentrarmos, e as pesquisas mostram que certos óleos essenciais – em especial o de cedro Atlas – podem ajudar a aumentar a função cognitiva, desanuviar o cérebro e reduzir os sintomas de TDAH.

Rende 10 ml

3 gotas de óleo essencial de cedro Atlas
3 gotas de óleo essencial de bergamota
2 gotas de óleo essencial de coentro (sementes)
1 gota de óleo essencial de manjericão
Óleo de coco fracionado para completar

1. Coloque os óleos essenciais em um frasco *roll-on* de vidro de 10 ml.
2. Adicione óleo de coco fracionado o suficiente para completar o frasco. Encaixe a esfera, tampe e agite o frasco suavemente para misturar. Não se esqueça de rotular o frasco.
3. Use o *roll-on* para massagear suavemente o óleo nas têmporas e na nuca.

Mistura para difusor para ajudar nos Estudos

AROMÁTICO

Seguro para idades a partir de 2 anos

Quando a coisa pega na escola, e você está atrasado com os projetos, esta mistura para difusor pode ajudá-lo a se concentrar na tarefa que deve realizar. Faça a difusão desta mistura em casa ou na sala de aula, para aumentar a concentração e a produtividade. Esta mistura pode também ser usada no escritório, para manter o foco no trabalho.

1. Coloque todos os óleos essenciais em um frasco vazio de óleo essencial (ou qualquer frasco escuro de vidro com conta-gotas), e agite-o suavemente para misturar.
2. Pingue 8 a 10 gotas em um difusor, e deixe difundir por períodos intercalados de 30 minutos (30 minutos com difusão/30 minutos sem).

Rende 15 ml

1 colher de chá de óleo essencial de cedro Atlas
½ colher de chá de óleo essencial de lavanda
½ colher de chá de óleo essencial de bergamota
½ colher de chá de óleo essencial de *grapefruit*
½ colher de chá de óleo essencial de olíbano

Dica útil: tente colocar 25 gotas desta mistura em um inalador pessoal para levar com você e usar sempre que necessário.

Inalador pessoal Modere seu Apetite

AROMÁTICO

Seguro para idades a partir de 2 anos

Mais de 90% de nosso sentido do paladar está relacionado ao cheiro, e aromas agradáveis podem enviar um sinal ao cérebro de que nosso apetite está satisfeito, mesmo que não tenhamos comido absolutamente nada. Esta receita foi pensada para, com seu uso repetido, moderar o apetite e acabar com as boquinhas compulsivas.

Rende 1 tratamento

- 5 gotas de óleo essencial de *grapefruit*
- 5 gotas de óleo essencial de bergamota
- 5 gotas de óleo essencial de canela (folhas)
- 5 gotas de óleo essencial de coentro (sementes)
- 1 filtro limpo de algodão para inalador pessoal aromaterápico

1. Misture todos os óleos essenciais em uma tigela pequena de vidro.
2. Usando uma pinça, coloque um filtro de algodão de um inalador pessoal aromaterápico na tigela e movimente-o de um lado para o outro até que a mistura de óleos essenciais seja absorvida.
3. Use a pinça para transferir o filtro de algodão para o tubo do inalador. Feche o tubo e rotule o inalador.
4. Inale conforme o necessário.

Óleo de massagem Dança Romântica dos Apaixonados

TÓPICO

Seguro para idades a partir de 2 anos

Você não precisa de um hotel cinco estrelas ou de um spa elegante para desfrutar de uma experiência sensual. É possível criar com facilidade uma atmosfera romântica em casa, usando óleos essenciais. Espalhe algumas pétalas de rosa na cama, acenda velas e coloque sua música favorita, porque este óleo de massagem vai esquentar o momento.

Rende 60 ml

- ¼ de xícara de óleo carreador
- 25 gotas de óleo essencial de bergamota
- 20 gotas de óleo essencial de coentro (sementes)
- 20 gotas de óleo essencial de lavanda
- 10 gotas de óleo essencial de rosa

Capítulo 6 — Para o bem-estar emocional

1. Em uma tigela média de vidro, coloque o óleo carreador e os óleos essenciais e mexa para misturar.
2. Coloque a mistura em um frasco com válvula [como os de sabonete líquido] (ou o recipiente que preferir).
3. Massageie o óleo no corpo de seu par, evitando as áreas sensíveis. Guarde em um lugar fresco e escuro.

Dica de substituição: o óleo essencial de rosa pode custar muito caro, mesmo em pequena quantidade. O absoluto de rosa é um ótimo substituto, e tem aroma igualmente divino.

Spray romântico para ambientes Enseada Paraíso

AROMÁTICO

Seguro para idades a partir de 2 anos

Desperte o romance com este spray fragrante que pode ser aplicado em móveis, roupas e roupas de cama.

1. Em um frasco borrifador de 120 ml, misture o hamamélis com os óleos essenciais. Agite-o suavemente para misturar.
2. Adicione água destilada o suficiente para completar o frasco.
3. Agite bem e borrife no ar e nos travesseiros, nas cobertas, nos lençóis, nas colchas e nas cortinas do quarto. Guarde em um lugar fresco e escuro.

Rende 120 ml

¼ de xícara de hamamélis
75 gotas de óleo essencial de laranja-doce
25 gotas de óleo essencial de baunilha
10 gotas de óleo essencial de ylang-ylang
Água destilada para completar

Dica de substituição: o hidrolato de rosa combina bem com este *spray* e pode substituir a água destilada.

Banho Dia de Spa

TÓPICO

Seguro para idades a partir de 6 anos.
Não é seguro para gestantes ou lactantes

Quando você precisar de um dia de spa em casa, esta mistura para banho vai cumprir a missão, com aromas calmantes e revigorantes.

1. Em uma tigela média, coloque o óleo carreador e os óleos essenciais e mexa para misturar.
2. Adicione o sal amargo (sal de Epsom) à mistura de óleos e mexa com uma colher.
3. Despeje a mistura sob a água corrente ao encher a banheira.
4. Fique em imersão na banheira por pelo menos 20 minutos.

Rende 1 tratamento

2 colheres de sopa de azeite de oliva (ou qualquer outro óleo carreador líquido)
3 gotas de óleo essencial de lavanda
3 gotas de óleo essencial de eucalipto
3 gotas de óleo essencial de manjerona
1 xícara de sal amargo (sal de Epsom)

Dica útil: use shampoo ou espuma de banho sem perfume no lugar do óleo carreador, para evitar que a banheira fique escorregadia depois do banho.

❋ Se você não tiver uma banheira, pode preparar uma infusão diluindo a receita do banho em água morna em quantidade suficiente para despejá-la delicadamente sobre o corpo, enquanto permanece inalando os aromas calmantes e revigorantes dos óleos essenciais. (N.E.)

Perfume Criatividade da Musa

TÓPICO

Seguro para idades a partir de 6 anos.
Não é seguro para gestantes ou lactantes

Esta mistura constitui um modo fácil, eficiente e natural de estimular a inspiração e a criatividade, seja você um artista ou não.

Rende 10 ml

3 gotas de óleo essencial de laranja-doce
2 gotas de óleo essencial de bergamota
2 gotas de óleo essencial de canela (folhas)
1 gota de óleo essencial de cravo-da-índia ➔

Capítulo 6 — Para o bem-estar emocional

1. Coloque os óleos essenciais em um frasco *roll-on* de vidro de 10 ml.
2. Adicione óleo de semente de uva o suficiente para completar o frasco. Encaixe a esfera, tampe e gire o frasco suavemente para misturar. Não se esqueça de rotular o frasco.
3. Aplique como um perfume: atrás das orelhas e nos pulsos, no decote e na nuca. Os perfumes naturais não duram tanto quanto os sintéticos, por isso, volte a aplicar conforme necessário.

1 gota de óleo essencial de baunilha
Óleo de semente de uva para completar

Dica de substituição: o óleo de semente de uva ajuda a manter o aroma deste perfume, mas pode ser usado outro óleo carreador líquido, como óleo de coco fracionado.

CAPÍTULO 7

Para a família

Bálsamo para Estrias 120
Inalador pessoal para Enjoo Matinal 121
Bálsamo para seios Bohemi Mama 121
Talco para Bebê 122
Mistura para difusor Exterminadora de Pragas Jr. 123
Unguento descongestionante para Crianças 123
Bálsamo Bumbum de Nenê 124
Roll-on para a Dentição do Bebê 125
Banho para Dores de Crescimento 125
Óleo de massagem para Dores de Crescimento 126
Pomada calmante para Aqueles dias 127
Banho para a TPM 128
Roll-on para melhorar o Humor na Menopausa 128
Spray refrescante para Ondas de Calor 129
Pomada para Micose na Virilha 130
Óleo para barba Trovão Tropical 130
Mistura para difusor Divina Elevação (Disfunção erétil) 131
Spray Pós-barba 132
Pomada para alívio de Artrite 133
Óleo de massagem para Aquecer a Circulação 134

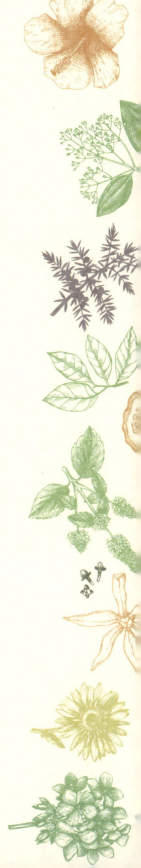

Bálsamo para Estrias

TÓPICO

Seguro para todas as idades

As estrias e cicatrizes são parte natural da gravidez e do parto, mas podem ser minimizadas por meio de cuidados. A aplicação diária deste bálsamo para estrias pode prevenir e reduzir linhas de expressão, cicatrizes e estrias, e é segura para toda a família.

1. Em uma panela, derreta em fogo baixo o óleo de coco e a manteiga de manga.
2. Uma vez derretidos, retire do fogo e adicione, sempre mexendo, o óleo de rosa mosqueta, a vitamina E e os óleos essenciais.
3. Passe para um vidro de conserva e coloque no congelador por cerca de 20 minutos para endurecer.
4. Massageie na barriga, nas costas, no bumbum, nos braços e nas pernas diariamente para prevenir as estrias e reduzir a formação de cicatrizes.

Rende cerca de 150 ml

- 2 colheres de sopa de óleo de coco não refinado
- ¼ de xícara de manteiga de manga
- ¼ de xícara de óleo de rosa mosqueta
- 1 colher de chá de vitamina E
- 15 gotas de óleo essencial de lavanda
- 10 gotas de óleo essencial de limão-siciliano
- 5 gotas de óleo essencial de camomila-romana

Dica de substituição: o óleo de tamanu tem sido muito estudado nos últimos 20 anos, e há evidências de que tem uma capacidade incrível para tratar a pele danificada, incluindo estrias e cicatrizes. Nesta receita, use 2 colheres de sopa de óleo de tamanu no lugar de metade do óleo de rosa mosqueta para aumentar sua ação terapêutica.

Inalador pessoal para Enjoo Matinal

AROMÁTICO

Seguro para todas as idades

Mais da metade das mulheres grávidas sentem enjoos matinais, e inalantes de óleos essenciais são uma ótima maneira de ajudar a aliviar os sintomas. Esta receita de inalador pessoal dá a você uma opção compacta que pode ser levada discretamente na bolsa, na pasta, na mochila ou no bolso.

1. Misture todos os óleos essenciais em uma tigela pequena de vidro.
2. Usando uma pinça, coloque um filtro de algodão de um inalador pessoal aromaterápico na tigela e movimente-o de um lado para o outro até que a mistura de óleos essenciais seja absorvida.
3. Use a pinça para transferir o filtro de algodão para o tubo do inalador. Feche o tubo e rotule o inalador.
4. Inale conforme o necessário.

Rende 1 tratamento

- 10 gotas de óleo essencial de coentro (sementes)
- 10 gotas de óleo essencial de gengibre
- 10 gotas de óleo essencial de limão-siciliano
- 1 filtro limpo de algodão para inalador pessoal aromaterápico

Bálsamo para seios Bohemi Mama

TÓPICO

Seguro para todas as idades

Amamentar seu bebê é uma experiência maravilhosa, mas o lado ruim inclui mamilos rachados e secos, e eventuais marcas de mordidas. Este bálsamo calmante tem como objetivo aliviar e tratar dos seios doloridos e deixar a pele macia e firme.

1. Em uma panela, derreta em fogo baixo o óleo de coco, a manteiga de karité e a cera de abelha.

Rende 120 ml

- ¼ de xícara de óleo de coco não refinado
- 2 colheres de sopa de manteiga de karité
- 2 colheres de sopa de cera de abelha
- 16 gotas de óleo essencial de lavanda
- 20 gotas de óleo essencial de camomila-romana

2. Uma vez derretidos, retire do fogo e adicione os óleos essenciais. Mexa para misturar.
3. Passe para um vidro de conserva de 120 ml e coloque no congelador por cerca de 20 minutos para endurecer.
4. Aplique uma porção do tamanho de uma ervilha nos seios e mamilos imediatamente após a amamentação e antes da mamada seguinte.

Dica útil: coloque a pomada em latinhas de 15 ml ou em tubos vazios de protetor labial para levar com você ao sair.

Talco para Bebê

TÓPICO

Seguro para todas as idades

O talco para bebê mantém os bumbunzinhos secos dentro das fraldas e previne assaduras. Ao contrário de muitas marcas comerciais de talco infantil, esta receita fácil de preparar não contém o mineral talco.

1. Misture a fécula de araruta e a argila de caulim branca em uma tigela média.
2. Adicione o óleo essencial e misture-o à argila, usando luvas de borracha ou de látex e partindo quaisquer torrões.
3. Coloque a quantidade desejada no bumbum limpo e seco de seu bebê para absorver a umidade e suavizar a pele. Guarde em um recipiente de talco.

Rende 1 xícara

½ xícara de fécula de araruta
½ xícara de argila de caulim branca
20 gotas de óleo essencial de laranja-doce

Dica útil: transforme esta mistura em um incrível talco herbal para bebê, adicionando flores secas de lavanda, flores de camomila e folhas de confrei, 1 colher de cada, finamente moídas.

Mistura para difusor Exterminadora de Pragas Jr.

AROMÁTICO

Seguro para todas as idades

Nada mata os germes como esta mistura de óleos essenciais antibacteriana e antiviral, segura para crianças. Faça a difusão por toda a casa para auxiliar o sistema imune e aliviar os sintomas de resfriado e de gripe.

1. Coloque todos os óleos essenciais em um frasco vazio de óleo essencial (ou qualquer frasco escuro de vidro com conta-gotas) e gire-o suavemente para misturar.
2. Pingue 8 a 10 gotas em um difusor e deixe difundir por períodos intercalados de 30 minutos (30 minutos com difusão/30 minutos sem).

Rende 15 ml

- ¾ de colher de chá de óleo essencial de lavanda
- 1 colher de chá de óleo essencial de *tea tree* lavanda
- ¼ de colher de chá de óleo essencial de abeto
- ¾ de colher de chá de óleo essencial de manjerona
- ¼ de colher de chá de óleo essencial de olíbano

Dica útil: esta mistura de óleos essenciais pode também ser usada em qualquer uma das receitas deste livro para limpeza.

Unguento descongestionante para Crianças

TÓPICO

Seguro para idades a partir de 2 anos

Unguentos descongestionantes são ótimos para doenças respiratórias, mas não é recomendado usar óleos essenciais de eucalipto ou hortelã-pimenta em crianças pequenas. Esta receita emprega óleos essenciais adequados para crianças, para ajudar a aliviar tosse e congestão nasal, e facilitar a respiração dos pequeninos (para crianças mais velhas e adultos, veja a receita na página 90).

Rende cerca de 120 ml

- ¼ de xícara mais 2 colheres de sopa de óleo de coco não refinado
- 2 colheres de sopa de cera de abelha
- 20 gotas de óleo essencial de lavanda
- 20 gotas de óleo essencial de abeto →

Capítulo 7 — Para a família

1. Em uma panela, derreta em fogo baixo o óleo de coco e a cera de abelha.
2. Uma vez derretidos, retire do fogo e adicione os óleos essenciais.
3. Passe para um vidro de conserva de 120 ml e coloque no congelador por cerca de 20 minutos, para solidificar.
4. Aplique no peito, nas costas e no pescoço, conforme necessário.

20 gotas de óleo essencial de hortelã-verde
20 gotas de óleo essencial de manjerona

Dica útil: para acalmar a tosse na hora de dormir, massageie o unguento descongestionante nas solas dos pés e calce meias.

Bálsamo Bumbum de Nenê

TÓPICO

Seguro para todas as idades

Este bálsamo suave alivia e trata de forma natural a pele assada, ao mesmo tempo em que mantém limpa a área. Também pode ser usado como um creme infantil para "dodóis" como cortes, arranhões e outros machucados pequenos.

1. Em uma panela, derreta em fogo baixo o óleo de coco, a manteiga de karité e a cera de abelha.
2. Uma vez derretidos, retire do fogo e adicione os óleos essenciais. Mexa para misturar.
3. Passe para um vidro de conserva de 120 ml e coloque no congelador por cerca de 20 minutos para endurecer.
4. Aplique uma porção do tamanho de uma ervilha no bumbum limpo e seco para acalmar a inflamação e prevenir assaduras.

Rende cerca de 120 ml

¼ de xícara de óleo de coco não refinado
2 colheres de sopa de manteiga de karité
2 colheres de sopa de cera de abelha
12 gotas de óleo essencial de lavanda
12 gotas de óleo essencial de camomila-romana

Dica útil: coloque a pomada em latinhas de 15 ml ou em tubos vazios de protetor labial para levar em viagens.

Roll-on para a Dentição do Bebê

TÓPICO

Seguro para idades a partir de 6 meses. Apenas para uso externo

O nascimento dos dentes pode ser um período difícil para o bebê e para os pais. Embora haja quem recomende o uso de óleo essencial de cravo-da-índia para anestesiar a gengiva do bebê, esta não é uma prática segura. Para aliviar as dores da dentição, os óleos essenciais devem ser usados apenas externamente. Este roll-on *tópico é aplicado na linha da mandíbula e nas faces para aliviar a dor e restabelecer a calma.*

Rende 10 ml

- 1 gota de óleo essencial de lavanda
- 1 gota de óleo essencial de camomila-romana
- 1 gota de óleo essencial de *tea tree* lavanda
- Óleo de coco fracionado para completar

1. Coloque os óleos essenciais em um frasco *roll-on* de vidro de 10 ml.
2. Adicione óleo de coco fracionado o suficiente para completar o frasco. Encaixe a esfera, tampe e agite o frasco suavemente para misturar. Não se esqueça de rotular o frasco.
3. Aplique suavemente na área da mandíbula e da face, com a frequência que for necessária.

Banho para Dores de Crescimento

TÓPICO

Seguro para idades a partir de 2 anos

Embora as chamemos de "dores de crescimento", a condição dolorosa apresentada por crianças dos 3 aos 12 anos nos braços e nas pernas parece ser mais comum depois de dias especialmente ativos. Este banho de imersão vai aliviar a dor e relaxar a musculatura, de modo que a criança possa ter uma noite de sono melhor.

Rende 1 tratamento

- 2 colheres de sopa de espuma de banho sem perfume
- 2 gotas de óleo essencial de manjerona
- 2 gotas de óleo essencial de *tea tree* lavanda
- 2 gotas de óleo essencial de lavanda
- 1 xícara de sal amargo (sal de Epsom)

1. Em uma tigela média, coloque a espuma de banho e os óleos essenciais e mexa para misturar.
2. Adicione o sal amargo (sal de Epsom) à mistura e mexa com uma colher.
3. Despeje a mistura sob a água corrente ao encher a banheira.
4. Fique em imersão na banheira por pelo menos 20 minutos.

Dica útil: ervas anti-inflamatórias como a lavanda e a camomila constituem adições incríveis a este banho de imersão. Coloque ¼ de xícara de cada erva em um saquinho de pano para chá ou em uma meia velha limpa, que deve ser amarrada e fechada antes de ser jogada na banheira.

* Se você não tiver uma banheira, pode preparar uma infusão diluindo a receita do banho reparador em água morna em quantidade suficiente para despejá-la aos poucos sobre o corpo, enquanto massageia delicadamente as áreas doloridas. (N.E.)

Óleo de massagem para Dores de Crescimento

TÓPICO

Seguro para idades a partir de 2 anos

Dores do crescimento parecem ocorrer de noite, e este óleo vai não apenas acalmar e aliviar os músculos doloridos, mas também relaxar a criança antes da hora de dormir.

1. Em uma tigela média de vidro, misture o óleo carreador e os óleos essenciais.
2. Coloque a mistura em um frasco com válvula (como os de sabonete líquido) (ou o recipiente que preferir).
3. Massageie o óleo nos músculos doloridos da criança, evitando as áreas sensíveis. Guarde em um lugar fresco e escuro.

Rende 60 ml

¼ de xícara de óleo carreador
10 gotas de óleo essencial de lavanda
15 gotas de óleo essencial de manjerona
10 gotas de óleo essencial de camomila-romana

Dica útil: para melhores resultados, use este óleo de massagem depois de um *Banho para Dores de Crescimento* (veja na página 125).

Pomada calmante para Aqueles dias

TÓPICO

Seguro para idades a partir de 10 anos.
Não é seguro para gestantes

Tenho sentido dor durante a menstruação desde que era adolescente, e nunca quis tomar um monte de remédios. Esta pomada calmante ajuda a atenuar de forma natural um pouco das dores menstruais.

1. Em uma panela, derreta a cera de abelha em fogo baixo, juntamente com o azeite de oliva.
2. Uma vez combinados, retire do fogo e adicione os óleos essenciais.
3. Passe para um vidro de conserva de 120 ml e coloque no congelador por cerca de 20 minutos para endurecer.
4. Aplique no abdome, na lombar e nas coxas para reduzir as cólicas dolorosas e para acalmar os nervos.

Rende cerca de 120 ml

¼ de xícara mais 2 colheres de sopa de azeite de oliva
2 colheres de sopa de cera de abelha
30 gotas de óleo essencial de cravo-da-índia
20 gotas de óleo essencial de lavanda
15 gotas de óleo essencial de gerânio
15 gotas de óleo essencial de bergamota
10 gotas de óleo essencial de sálvia esclareia
10 gotas de óleo essencial de gengibre

Dica útil: a arnica e a erva-de-são-joão (ou hipérico) são ervas bem conhecidas por suas propriedades anti-inflamatórias e analgésicas. Para uma combinação incrível, coloque 2 colheres de sopa de flores de arnica e 2 colheres de sopa de erva-de-são-joão no azeite de oliva, e deixe em fogo baixo (em banho-maria) por 2 horas. Coe e continue seguindo a receita.

Banho para a TPM

TÓPICO

Seguro para idades a partir de 2 anos.
Não é seguro para gestantes

Sei por experiência própria que este banho de imersão para a TPM proporciona alívio emocional e físico, equilibra os hormônios e atenua as dores.

1. Em uma tigela média, coloque a espuma de banho e os óleos essenciais; mexa para misturar.
2. Adicione o sal amargo (sal de Epsom) à mistura e mexa com uma colher.
3. Despeje a mistura sob a água corrente ao encher a banheira.
4. Fique em imersão na banheira por pelo menos 20 minutos.

Rende 1 tratamento

- 2 colheres de sopa de espuma de banho sem perfume
- 3 gotas de óleo essencial de lavanda
- 3 gotas de óleo essencial de camomila-romana
- 3 gotas de óleo essencial de sálvia esclareia
- 1 xícara de sal amargo (sal de Epsom)

Dica de substituição: não tem espuma de banho à mão? Para esta receita, use o óleo carreador de sua preferência no lugar da espuma de banho.

Dica útil: para um alívio mais duradouro da TPM, use a seguir a *Pomada calmante para Aqueles dias* (veja na página 127).

✽ Se você não tiver uma banheira, pode preparar uma infusão diluindo a receita do banho em água morna em quantidade suficiente para despejá-la aos poucos sobre o corpo, enquanto relaxa sentado próximo ao vapor do chuveiro. (N.E.)

Roll-on para melhorar o Humor na Menopausa

TÓPICO

Seguro para idades a partir de 6 anos.
Não é seguro para gestantes

Embora os sintomas da menopausa possam variar de mulher para mulher, as mudanças de humor com frequência acompanham as variações hormonais. Este roll-on tranquilizante vai ajudar a acalmar os nervos, amenizar o mau humor e regular as secreções hormonais.

Rende 10 ml

- 3 gotas de óleo essencial de lavanda
- 3 gotas de óleo essencial de sálvia esclareia
- 3 gotas de óleo essencial de gerânio
- Óleo de coco fracionado para completar

1. Coloque os óleos essenciais em um frasco *roll-on* de vidro de 10 ml.
2. Adicione óleo de coco fracionado o suficiente para completar o frasco. Encaixe a esfera, tampe e agite o frasco suavemente para misturar. Não se esqueça de rotular o frasco.
3. Passe nas têmporas, no pescoço e no decote, e atrás das orelhas, massageando suavemente.

Spray refrescante para Ondas de Calor

TÓPICO

Seguro para idades a partir de 6 anos.
Não é seguro para gestantes

Este spray *miraculoso para ondas de calor vai ajudar você a refrescar-se em um instante, não importa onde esteja.*

1. Em um frasco borrifador de 120 ml, misture o hamamélis, o gel de babosa e a glicerina vegetal com os óleos essenciais. Agite-o suavemente para misturar.
2. Adicione água destilada o suficiente para completar o frasco.
3. Agite bem e borrife no rosto, nos braços, no peito e na nuca, conforme necessário para aliviar a onda de calor. Mantenha os olhos fechados ao aplicar no rosto.

Rende 120 ml

¼ de xícara de hamamélis
1 colher de sopa de gel de babosa (aloe vera)
1 colher de chá de glicerina vegetal
10 gotas de óleo essencial de hortelã-pimenta
10 gotas de óleo essencial de lavanda
10 gotas de óleo essencial de sálvia esclareia
Água destilada para completar

Dica de substituição: o hidrolato de hortelã-pimenta é bem suave e tem um efeito refrescante maravilhoso, podendo ser usado de forma tópica para refrescar. Nesta receita, use hidrolato de hortelã-pimenta em vez de água para um efeito de maior frescor.

Dica útil: tente guardar este *spray* na geladeira para obter uma aplicação ainda mais refrescante.

Pomada para Micose na Virilha

TÓPICO

Seguro para idades a partir de 6 anos.
Não é seguro para gestantes ou lactantes

A tinea cruris, um tipo de micose conhecida como "coceira de jóquei", é causada por um fungo que se instala em áreas quentes e úmidas do corpo, particularmente na virilha. Os óleos essenciais altamente antifúngicos e anti-inflamatórios usados nesta pomada são suaves o suficiente para serem aplicados na região da virilha, e vão acalmar e cuidar de infecções por fungos. Pode ser usada em outros tipos de micoses, bem como em frieiras (pés de atleta).

1. Em uma panela, derreta em fogo baixo o óleo de coco, a manteiga de karité e a cera de abelha.
2. Uma vez derretidos, retire do fogo e adicione os óleos essenciais. Mexa para misturar.
3. Passe para um vidro de conserva de 120 ml e coloque no congelador por cerca de 20 minutos para endurecer.
4. Aplique uma porção do tamanho de uma ervilha sobre as erupções limpas e secas e sobre os locais onde a pele coça.

Rende cerca de 120 ml

¼ de xícara de óleo de coco não refinado
2 colheres de sopa de manteiga de karité
2 colheres de sopa de cera de abelha
10 gotas de óleo essencial de lavanda
10 gotas de óleo essencial de melaleuca
10 gotas de óleo essencial de limão-siciliano
10 gotas de óleo essencial de eucalipto

Dica útil: coloque a pomada em latinhas de 15 ml ou em tubos vazios de protetor labial para levar com você ao sair.

Óleo para barba Trovão Tropical

TÓPICO

Seguro para idades a partir de 6 anos.
Não é seguro para gestantes ou lactantes

Óleos para barba como este ajudam a condicionar, suavizar e alisar a barba, para que não pareça mal cuidada. Ele também ajuda a hidratar e acalmar a pele por baixo da barba para prevenir comichões.

Rende 30 ml

1 colher de sopa de óleo de semente de cânhamo
½ colher de sopa de óleo de abacate
½ colher de sopa de óleo de damasco
10 gotas de óleo essencial de cipreste →

1. Em uma tigela média de vidro, coloque os óleos carreadores e os óleos essenciais e mexa para misturar.
2. Coloque a mistura em um frasco de vidro com tampa conta gotas e rotule-o.
3. Depois de umedecer a barba, pingue de 5 a 8 gotas (dependendo do tamanho da barba) na palma da mão e massageie a barba. Passe os dedos por entre toda a barba para penteá-la.

10 gotas de óleo essencial de bergamota
3 gotas de óleo essencial de cravo-da-índia

Dica de substituição: para um refrescante aroma amadeirado, substitua os óleos essenciais da receita original por 10 gotas de óleo essencial de abeto, 10 gotas de cedro Atlas e 3 gotas de hortelã-pimenta.

Mistura para difusor Divina Elevação (Disfunção erétil)

AROMÁTICO

Seguro para idades a partir de 2 anos.
Não é seguro para gestantes ou lactantes

A disfunção erétil atinge cerca de 30 milhões de homens só nos Estados Unidos, e pode acontecer em qualquer idade. As pesquisas limitadas sugerem que alguns óleos essenciais – incluindo uma combinação de óleos de abóbora e de lavanda – podem reduzir a ansiedade e aumentar o fluxo sanguíneo peniano (Hirsch, 2014). Tendo isso em mente, esta mistura para difusor foi criada para aliviar o estresse e ajudar você a entrar no clima.

1. Coloque todos os óleos essenciais em um frasco vazio de óleo essencial (ou qualquer frasco escuro de vidro com conta-gotas) e agite-o suavemente para misturar.

Rende 15 ml

1 colher de chá de óleo essencial de laranja-doce
¾ de colher de chá de óleo essencial de lavanda
¾ de colher de chá de óleo essencial de canela (folhas)
¼ de colher de chá de óleo essencial de cravo-da-índia
¼ de colher de chá de óleo essencial de baunilha

2. Pingue 8 a 10 gotas da mistura em um difusor e deixe difundir por 30 minutos no aposento onde será necessária.

Dica útil: esta mistura de óleos essenciais pode também ser usada em um óleo de massagem. Misture 30 ml de seu óleo carreador preferido com 18 gotas desta mistura e massageie as costas, o peito, as pernas e os pés antes do ato. Evite as áreas sensíveis e não aplique nas partes íntimas.

Spray Pós-barba

TÓPICO

Seguro para idades a partir de 6 anos.
Não é seguro para gestantes ou lactantes

O pós-barba ajuda a limpar e acalmar a pele, tratar cortes e fechar os poros. Este spray *pode também ajudar a reduzir o ardor, as bolinhas e a pele inflamada.*

1. Em um frasco borrifador de 120 ml, misture o hamamélis, o gel de babosa e a glicerina vegetal com os óleos essenciais. Agite-o suavemente para misturar.
2. Adicione água destilada o suficiente para completar o frasco.
3. Agite bem e borrife com cuidado no rosto, com os olhos fechados. Seque com suavidade, sem esfregar, com uma toalha ou pano limpos. Guarde em um lugar fresco e escuro.

Rende 120 ml

¼ de xícara de hamamélis
1 colher de sopa de gel de babosa (aloe vera)
1 colher de chá de glicerina vegetal
10 gotas de óleo essencial de melaleuca
10 gotas de óleo essencial de hortelã-pimenta
Água destilada para completar

Dica de substituição: para acrescentar um toque calmante a este pós-barba, use hidrolato de hortelã-pimenta no lugar da água. O hortelã-pimenta é um anti-inflamatório e antibacteriano natural, e vai ajudar a limpar e acalmar qualquer corte.

Dica útil: veja o **CAPÍTULO 8** para aplicar, depois deste *spray*, um *Óleo facial Hidratante* (página 143).

Pomada para alívio de Artrite

TÓPICO

Seguro para idades a partir de 6 anos.
Não é seguro para gestantes ou lactantes

A artrite e as dores articulares podem impedir as tarefas mais simples, mas certos óleos essenciais – incluindo lavanda, gengibre e olíbano – são muito eficazes para acalmar a dor, reduzir a inflamação e ajudar você a desempenhar suas tarefas diárias.

1. Em uma panela, derreta em fogo baixo o azeite de oliva, o óleo de coco e a cera de abelha.
2. Uma vez derretidos, retire do fogo e adicione os óleos essenciais. Mexa para misturar.
3. Passe para um vidro de conserva de 120 ml e coloque no congelador por cerca de 20 minutos para endurecer.
4. Aplique com uma massagem suave.

Rende 120 ml

¼ de xícara de azeite de oliva
2 colheres de sopa de óleo de coco não refinado
2 colheres de sopa de cera de abelha
20 gotas de óleo essencial de lavanda
20 gotas de óleo essencial de gengibre
15 gotas de óleo essencial de olíbano
15 gotas de óleo essencial de eucalipto

Dica útil: a arnica e a erva-de-são-joão (ou hipérico) são ervas bem conhecidas por suas propriedades anti-inflamatórias e analgésicas. Para aumentar a eficácia desta receita, coloque 2 colheres de sopa de flores de arnica e 2 colheres de sopa de erva-de-são-joão no azeite de oliva e deixe em fogo baixo (em banho-maria) por 2 horas. Coe e continue seguindo a receita.

Óleo de massagem para Aquecer a Circulação

TÓPICO

Seguro para idades a partir de 6 anos.
Não é seguro para gestantes ou lactantes

Mãos e pés frios podem doer, sobretudo se você tem nevralgia. Esta mistura ajuda a aquecer o corpo ao melhorar a circulação, e também ajuda a reduzir vasinhos.

1. Em uma tigela média de vidro, coloque o óleo carreador e os óleos essenciais e mexa para misturar.
2. Coloque a mistura em um frasco com válvula [como os de sabonete líquido] (ou o recipiente que preferir).
3. Massageie o óleo nos músculos doloridos, evitando as áreas sensíveis. Guarde em um lugar fresco e escuro.

Rende cerca de 60 ml

- ¼ de xícara de óleo carreador
- 15 gotas de óleo essencial de gengibre
- 10 gotas de óleo essencial de pimenta-preta
- 10 gotas de óleo essencial de canela (folhas)
- 5 gotas de óleo essencial de cravo-da-índia

Dica útil:

a pimenta-caiena é um anti-inflamatório e antiespasmódico natural, e contém um componente chamado capsaicina, que se acredita que esgota os neurotransmissores que retransmitem a dor ao cérebro. Quando a pimenta-caiena é usada de forma tópica, pode ajudar a aliviar a dor e aumentar a circulação no local de aplicação. Para adicionar a esta receita os efeitos benéficos do aquecimento proporcionado pela pimenta-caiena, coloque 2 colheres de sopa de pó de pimenta-caiena no óleo carreador e deixe em fogo baixo (em banho-maria) por 2 horas. Coe e continue seguindo a receita.

CAPÍTULO 8

Para os cuidados pessoais

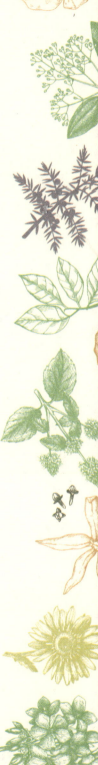

Creme dental branqueador Frescor de Hortelã 136
Enxaguante bucal de Hortelã sem Álcool 137
Pasta desodorante de *Grapefruit* e Lavanda 138
Protetor labial de Hortelã e Lavanda 139
Esfoliante labial de Laranja, Mel e Canela 140
Barras de manteiga corporal Cookie de Limão 140
Spray refrescante pós-sol de Hortelã 141
Grãos de limpeza facial de Hortelã e Sálvia 142
Tônico facial Hidratante 143
Óleo facial Hidratante 143
Máscara facial Desintoxicante 144
Gel de banho hidratante Frescor Cítrico 145
Spray condicionador com Lavanda, Laranja
  e Vinagre de Maçã 146
Tratamento com óleo condicionador
  para Crescimento Capilar 147
Máscara desintoxicante de lama
  para Cabelo e Couro Cabeludo 147
Spray para cabelo Ondas do Oceano de Lavanda e Baunilha 148
Pomada modeladora Cabelo Fácil 149
Creme calmante para Barbear/Depilar com lâmina 150
Óleo pós-barba/pós-depilação para Pele Irritada 151
Esfoliante de açúcar Bolo de Aniversário 152

Creme dental branqueador Frescor de Hortelã

TÓPICO

Seguro para idades a partir de 6 anos

Venho fazendo creme dental há quase uma década, e meus dentes não poderiam estar mais felizes, mais saudáveis ou mais brancos. É muito fácil você fazer seu próprio creme dental e adequá-lo para cada membro de sua família. Esta receita usa carvão ativado e óleo essencial de limão-siciliano para acentuar a brancura natural dos dentes.

1. Usando um mixer, misture o óleo de coco, o bicarbonato de sódio, o xilitol e o carvão ativado (se estiver usando) até obter uma pasta cremosa.
2. Adicione os óleos essenciais, usando o mixer até misturá-los bem.
3. Coloque uma porção do tamanho de uma ervilha em sua escova de dentes e escove normalmente.

Rende cerca de 120 ml

½ xícara de óleo de coco não refinado (parcialmente solidificado)
¼ de xícara de bicarbonato de sódio
¼ a ½ xícara de xilitol, finamente moído
1 colher de chá de carvão ativado (*opcional*)
35 gotas de óleo essencial de limão-siciliano
35 gotas de óleo essencial de hortelã-verde

Dica de substituição: as crianças mais novas tendem a engolir um pouco de creme dental enquanto escovam os dentes, e, por isso, esta receita destina-se a crianças acima de 6 anos. Para fazer um creme dental mais adequado a crianças, nesta receita use 40 gotas de extrato sabor morango no lugar dos óleos essenciais.

Dica útil: dependendo da temperatura, o óleo de coco pode estar mais sólido ou mais líquido. Mantenha seu creme dental caseiro guardado em uma bisnaga reutilizável, em um local fresco e escuro, para garantir a melhor consistência.

Enxaguante bucal de Hortelã sem Álcool

TÓPICO

Seguro para idades a partir de 6 anos. Não é seguro para gestantes ou lactantes

O enxaguante é parte importante da higiene oral, eliminando as bactérias e os restos de comida que a escova de dentes não consegue alcançar. Os enxaguantes à base de álcool matam os germes, mas também ressecam a boca, o que permite que mais bactérias proliferem e possam causar outros problemas. Gosto muito de soluções livres de álcool, como esta.

1. Misture a água, o peróxido de hidrogênio e o mel em um frasco de vidro âmbar de 480 ml, e agite-o suavemente até que o mel tenha se dissolvido.
2. Em uma tigela de vidro pequena, misture o óleo de coco e os óleos essenciais.
3. Adicione a mistura de óleos ao frasco de vidro âmbar e tampe bem.
4. Agite com força para emulsificar, e faça um bochecho com o enxaguante por 2 minutos. Não engula. Cuspa depois de bochechar, e enxágue a boca com água. Mantenha refrigerado quando não estiver usando.

Rende cerca de 270 ml

½ xícara de água destilada
½ xícara de peróxido de hidrogênio (3%)
1 colher de sopa de mel cru não filtrado
2 colheres de sopa de óleo de coco fracionado
20 gotas de óleo essencial de hortelã-pimenta
20 gotas de óleo essencial de hortelã-verde

Dica de substituição: o hidrolato (hidrossol) de hortelã-pimenta, que pode substituir a água destilada, é suave e eficaz como enxaguante bucal e tem um leve sabor mentolado, seguro para crianças. Para um creme dental seguro para gravidez/crianças, use hidrolato de hortelã-pimenta em vez da água e elimine da receita o óleo de coco e os óleos essenciais.

Pasta desodorante de *Grapefruit* e Lavanda

TÓPICO

Seguro para idades a partir de 2 anos

Fazer seu próprio desodorante natural e eficiente é mais fácil do que você imagina. Faço o meu como uma manteiga corporal batida – macio e fácil de aplicar. Você pode adicionar 2 colheres de sopa de cera de abelha a esta receita e colocar em tubos twist-up se preferir um desodorante em bastão.

Rende cerca de 240 ml

¼ de xícara de óleo de coco não refinado
¼ de xícara de manteiga de karité
¼ de xícara de fécula de araruta
1 colher de sopa de bicarbonato de sódio
3 colheres de sopa de terra de diatomáceas
16 gotas de óleo essencial de *grapefruit*
16 gotas de óleo essencial de lavanda

1. Em uma panela, derreta em fogo baixo o óleo de coco e a manteiga de karité.
2. Enquanto o óleo de coco e a manteiga de karité estão derretendo, misture os pós em uma tigela média.
3. Uma vez derretidos, retire do fogo a mistura de óleo de coco/manteiga de karité e despeje na tigela, sobre a mistura de pós.
4. Mexa até que os pós e os óleos estejam bem misturados, e ponha a tigela em um recipiente com gelo para esfriar.
5. Quando o desodorante tiver esfriado e começado a endurecer, use um mixer para bater a mistura até adquirir uma consistência cremosa leve e bem aerada.
6. Enquanto estiver batendo o desodorante, adicione os óleos essenciais, misturando-os bem.
7. Aplique uma porção de desodorante do tamanho de uma ervilha em suas axilas, esfregando com os dedos.

Protetor labial de Hortelã e Lavanda

TÓPICO

Seguro para idades a partir de 6 anos

O protetor labial é um produto de cuidado pessoal fácil de fazer, e um sucesso para dar de presente nas festas de fim de ano. São necessários bem poucos ingredientes para criar mais de uma dúzia de protetores. O efeito refrescante do hortelã-pimenta e as propriedades curativas da lavanda ajudam a acalmar e tratar os lábios secos e rachados.

1. Em uma panela, derreta em fogo baixo o óleo de coco, a manteiga de karité e a cera de abelha.
2. Uma vez derretidos, retire do fogo e adicione o óleo de rícino e os óleos essenciais. Mexa para misturar.
3. Despeje a mistura ainda derretida em tubos de protetor labial, latinhas de 15 ml ou caixinhas metálicas vazias de pastilhas, e deixe esfriar e endurecer.
4. Aplique nos lábios como um hidratante curativo.

Rende cerca de 90 ml

3 colheres de sopa de óleo de coco não refinado
1 colher de sopa de manteiga de karité
1 ½ colheres de sopa de cera de abelha
1 colher de sopa de óleo de rícino
20 gotas de óleo essencial de lavanda
15 gotas de óleo essencial de hortelã-pimenta

Dica de substituição: para uma versão segura para crianças, use nesta receita óleo essencial de laranja-doce no lugar do óleo essencial de hortelã-pimenta.

Dica útil: coloque o protetor labial na metade vazia de um relicário, e use-o ao pescoço.

Esfoliante labial de Laranja, Mel e Canela

TÓPICO

Seguro para idades a partir de 2 anos

Esfoliantes labiais são ótimos porque removem a pele morta e hidratam os lábios secos e rachados. Esta receita de esfoliante baseia-se nas propriedades umectantes tanto do açúcar quanto do mel.

1. Misture todos os ingredientes em uma tigela pequena, mexendo para combiná-los bem.
2. Esfregue uma pequena quantidade nos lábios, com movimentos circulares, por 1 ou 2 minutos. Limpe os lábios com uma toalhinha úmida e aquecida. A seguir, aplique um protetor labial à base de óleo para manter a umidade.

Rende cerca de 60 ml

¼ de xícara de açúcar
1 colher de sopa de óleo de abacate
1 colher de sopa de mel cru não filtrado
1 colher de chá de canela em pó
5 gotas de óleo essencial de laranja-doce

Barras de manteiga corporal Cookie de Limão

TÓPICO

Seguro para idades a partir de 2 anos

A manteiga corporal é a forma mais luxuriante de hidratar sua pele, especialmente porque os cremes à base de água evaporam muito mais rápido. Estas barras de manteiga corporal são compactas e ótimas para viagem.

1. Em uma panela, derreta em fogo baixo o óleo de coco, a manteiga de karité e a cera de abelha.
2. Uma vez derretidos, retire do fogo e adicione os óleos essenciais. Mexa para misturar.

Rende cerca de 180 ml

¼ de xícara de óleo de coco não refinado
2 colheres de sopa de manteiga de karité
¼ de xícara de cera de abelha
60 gotas de óleo essencial de limão-siciliano (destilado a vapor)
30 gotas de óleo essencial de camomila-romana
30 gotas de óleo essencial de baunilha

3. Despeje a mistura em moldes. Para uma secagem rápida, você pode colocá-los no freezer por 20 minutos. Caso contrário, devem ficar na bancada de 4 a 6 horas para endurecerem.
4. Uma vez frias e sólidas, remova as barras dos moldes e guarde em um recipiente para conserva de vidro, em um local fresco e escuro.
5. Derreta a barra nas palmas das mãos, esfregando todo o corpo para uma hidratação eficiente com uma fragrância deliciosa.

Spray refrescante pós-sol de Hortelã

TÓPICO

Seguro para idades a partir de 6 anos

O verão significa atividades ao ar livre, exercícios e luz do sol, mas também pode levar a insolação, queimaduras e desidratação. O óleo essencial de hortelã-pimenta pode ajudar quando você passar muito tempo ao sol e precisar baixar a temperatura do corpo ou acalmar a pele avermelhada. Para uma versão segura para gestantes e crianças, use óleo essencial de hortelã-verde em vez de hortelã-pimenta.

1. Em um frasco borrifador de 240 ml, misture a geleia de aloe vera, a glicerina vegetal e o vinagre de maçã com os óleos essenciais. Agite-o suavemente para misturar.
2. Adicione água destilada o suficiente para completar o frasco.
3. Agite bem e borrife nas áreas queimadas para oferecer alívio. Cubra os olhos antes de borrifar no rosto.

Rende 240 ml

¼ de xícara de geleia de aloe vera
½ colher de sopa de glicerina vegetal
1 colher de sopa de vinagre cru de maçã
10 gotas de óleo essencial de hortelã-pimenta
10 gotas de óleo essencial de lavanda
Água destilada para completar

Dica de substituição: o hidrolato de hortelã-pimenta é um anti-inflamatório natural e é refrescante para a pele. Pode ajudar a limpar e tratar uma queimadura, ao mesmo tempo em que alivia a dor. Nesta receita, use o hidrolato de hortelã-pimenta no lugar da água para obter um *spray* pós-sol mais refrescante.

Dica útil: Guarde na geladeira para manter o *spray* super gelado.

Grãos de limpeza facial de Hortelã e Sálvia

TÓPICO

Seguro para idades a partir de 6 anos

Eu não lavo o rosto com sabonete; eu o lavo com lama! O sabonete pode ser agressivo, ressecar a pele e provocar espinhas. Os grãos de limpeza constituem um esfoliante para o rosto livre de sabão, que limpa e acalma naturalmente a pele inflamada, reduz as linhas de expressão e elimina acne e dermatites. A melhor parte desta receita é que ela também funciona como máscara facial.

1. Misture os ingredientes em pó em uma tigela.
2. Adicione os óleos essenciais. Usando luvas de borracha ou de látex, misture-os com o pó, até não haver mais torrões.
3. Guarde os grãos de limpeza em um frasco com tampa para temperos [tipo saleiro].
4. Para usar, misture até 1 colher de chá dos grãos de limpeza com uma pequena quantidade de água ou de hidrolato na palma da mão. Aplique essa lama no rosto e esfregue suavemente fazendo movimentos circulares com as pontas dos dedos. Enxágue com água quente e a seguir aplique um tônico e um hidratante facial.

Rende cerca de 150 ml

- ¼ de xicara de argila
- 2 colheres de sopa de aveia, finamente moída
- 1 colher de sopa de leite de coco em pó
- 2 colheres de sopa de folha de hortelã-pimenta, finamente moída
- 2 colheres de sopa de folha de sálvia, finamente moída
- 8 gotas de óleo essencial de hortelã-pimenta
- 8 gotas de óleo essencial de sálvia

Tônico facial Hidratante

TÓPICO

Seguro para idades a partir de 2 anos

Constituindo uma das etapas mais negligenciadas da limpeza facial, o uso de um tônico ajuda a remover o excesso de oleosidade e as células epiteliais mortas depois da lavagem. A tonificação também restaura o pH do rosto, fecha os poros e ajuda o hidratante a penetrar melhor na pele. Esta receita de tônico serve para todos os tipos de pele.

1. Em um frasco borrifador de 120 ml, misture o hamamélis, o gel de babosa e a glicerina vegetal com os óleos essenciais. Agite-o suavemente para misturar.
2. Adicione água destilada o suficiente para completar o frasco.
3. Agite bem e borrife no rosto recém limpo, evitando contato com os olhos. A seguir, aplique um *Óleo facial Hidratante* [veja a receita a seguir].

Rende 120 ml

¼ de xícara de hamamélis
1 colher de sopa de gel de babosa (aloe vera)
1 colher de chá de glicerina vegetal
5 gotas de óleo essencial de lavanda
3 gotas de óleo essencial de *grapefruit*
3 gotas de óleo essencial de coentro (sementes)
Água destilada para completar

Dica de substituição:
suave e curativo, o hidrolato de rosa é ótimo para todos os tipos de pele, e nesta receita pode substituir a água.

Óleo facial Hidratante

TÓPICO

Seguro para todas as idades

Quer sua pele seja oleosa ou seca, você precisa de um hidratante para mantê-la equilibrada, macia e firme. Criei esta mistura de óleos carreadores para todos os tipos de pele, e você pode personalizar a mistura de óleos essenciais de acordo com o seu tipo, como listado a seguir.

1. Misture os óleos carreadores e os óleos essenciais em um frasco de 30 ml com válvula. Agite-o suavemente para misturar.

Rende cerca de 30 ml

½ colher de chá de óleo de semente de cânhamo
½ colher de chá de óleo de rosa mosqueta
½ colher de chá de óleo de semente de uva
½ colher de chá de óleo de semente de abóbora
Óleos essenciais para o seu tipo de pele

2. Depois de limpar e tonificar o rosto, coloque de 1 a 3 gotas do sérum hidratante na palma da mão, esfregue entre as mãos e em seguida massageie suavemente o rosto com ele. Eu uso 1 gota de óleo em minha aplicação matinal e 2 ou 3 gotas na aplicação noturna.

PELE NORMAL

5 gotas de óleo essencial de lavanda

2 gotas de óleo essencial de coentro (sementes)

ACNE E PELE OLEOSA

3 gotas de óleo essencial de gerânio

3 gotas de óleo essencial de *grapefruit*

1 gota de óleo essencial de *tea tree* lavanda

PELE SECA/ DANIFICADA

2 gotas de óleo essencial de camomila-romana

2 gotas de óleo essencial de coentro (sementes)

3 gotas de óleo essencial de laranja-doce

PELE MADURA

3 gotas de óleo essencial de olibano

2 gotas de óleo essencial de rosa

1 gota de óleo essencial de camomila-romana

Máscara facial Desintoxicante

TÓPICO

Seguro para idades a partir de 2 anos

Minha noite favorita com as amigas é uma festa que gosto de chamar de Segunda-feira de Máscara de Lama e Mimosas. Convido todas as minhas amigas (e qualquer homem que queira participar) e digo a elas que eu forneço máscaras de lama de luxo se elas trouxerem os drinques mimosa. Esta máscara desintoxicante é sempre uma das que faz mais sucesso.

Rende ½ xícara

¼ de xícara de argila bentonita

1 colher de sopa de carvão ativado

1 colher de sopa de flores de lavanda, finamente moídas

1 colher de sopa de folha de dente de leão, finamente moída →

144   PARTE 3 — RECEITAS E APLICAÇÕES

1. Misture em uma tigela os ingredientes em pó.
2. Adicione os óleos essenciais. Usando luvas de borracha ou de látex, misture com as mãos os óleos essenciais com o pó, até que não haja mais torrões.
3. Para usar, dissolva 2 colheres de sopa da mistura com água destilada (ou hidrolato, chá herbal frio, ou gel de babosa) o suficiente para criar uma pasta.
4. Aplique a máscara facial herbal de argila ao rosto, evitando cabelo, olhos, lábios e narinas. Deixe repousar de 15 a 20 minutos, vaporizando com tônico facial se estiver coçando demais.
5. Enxágue e, em seguida, aplique um tônico e um hidratante facial. Mantenha a mistura em pó guardada em um vidro de conserva.

1 colher de sopa de chá verde, finamente moído
15 gotas de óleo essencial de *grapefruit*
10 gotas de óleo essencial de limão-siciliano
Água destilada

Gel de banho hidratante Frescor Cítrico

TÓPICO

Seguro para idades a partir de 2 anos

O gel de banho é uma de minhas formas favoritas de me ensaboar no chuveiro. É muito fácil de fazer, não demora nada, e pode facilmente ser adaptado para qualquer ingrediente que você tenha disponível. Além do mais, o aroma desta mistura é como um nascer do sol refrescante em seu banheiro!

1. Em um frasco de 480 ml com tampa flip-top, misture o sabão de Castela, a glicerina vegetal, o óleo de semente de cânhamo e os óleos essenciais. Tampe bem e inverta suavemente o frasco, virando-o para baixo e para cima para misturar.

Rende 480 ml

1 xícara de sabão de Castela líquido
½ xícara de glicerina vegetal
½ xícara de óleo de semente de cânhamo
50 gotas de óleo essencial de laranja-doce
50 gotas de óleo essencial de *grapefruit*
20 gotas de óleo essencial de bergamota
20 gotas de óleo essencial de *tea tree* lavanda

2. Coloque uma porção do tamanho de uma moeda de 25 centavos do gel de banho em uma esponja de banho ou toalhinha; enxágue após ensaboar-se.

Dica útil: para deixar esta receita ainda mais hidratante, use 2 colheres de sopa de óleo de argan no lugar de 2 colheres de sopa de óleo de semente de cânhamo.

Spray condicionador com Lavanda, Laranja e Vinagre de Maçã

TÓPICO

Seguro para todas as idades

Como os poros de seu rosto, as cutículas do cabelo precisam se fechar depois da lavagem para dar ao cabelo uma aparência saudável e brilhante. O sabão tem um pH alto, que abre as cutículas. Para fechá-las, é necessário um condicionador com um pH entre 4,5 e 5,5, que está próximo ao do sebo secretado por nossa pele. O vinagre de maçã é um condicionador bem conhecido de cabelos, que pode ajudar a reduzir a queda, estimular o crescimento e conferir força e brilho.

Rende 480 ml

2 colheres de sopa de vinagre cru de maçã
2 colheres de sopa de geleia de aloe vera
10 gotas de óleo essencial de lavanda
10 gotas de óleo essencial de laranja-doce
Água destilada para completar

1. Misture todos os ingredientes em um frasco borrifador de 480 ml.
2. Adicione água para completar.
3. Agite bem e borrife no cabelo úmido. Delicadamente penteie o cabelo com as pontas dos dedos e enxágue com água quente.

Tratamento com óleo condicionador para Crescimento Capilar

TÓPICO

Seguro para idades a partir de 6 anos

Muitos óleos essenciais podem aumentar o brilho e a força de seu cabelo, mas nenhum é tão incrível quanto o de alecrim. Quando usado em produtos para o cuidado dos cabelos, o óleo essencial de alecrim reduz a queda e promove o crescimento capilar, ajudando sua cabeleira a crescer de forma quase mágica.

Rende 1 tratamento

1 colher de chá de óleo de argan
1 colher de chá de óleo de abacate
2 gotas de óleo essencial de alecrim
2 gotas de óleo essencial de cedro Atlas

1. Em uma tigela pequena, misture os óleos carreadores e os óleos essenciais.
2. Aplique no cabelo, trabalhando das pontas para a raiz, e massageie o óleo no couro cabeludo para promover o crescimento do cabelo.
3. Deixe o tratamento com óleo condicionador no cabelo por 1 a 2 horas antes de usar o shampoo.
4. Lave duas vezes com shampoo antes de colocar o condicionador. Repita uma vez por semana para estimular o crescimento capilar.

Máscara desintoxicante de lama para Cabelo e Couro Cabeludo

TÓPICO

Seguro para idades a partir de 2 anos

Você sabe que está na hora de um detox quando sente que seu cabelo está pesado com o acúmulo de produtos e o couro cabeludo produz mais oleosidade do que o normal. É melhor desintoxicar o cabelo e o couro cabeludo uma vez por mês, para ajudar a regular a produção de óleo e melhorar o brilho.

Rende 1 tratamento

¾ de xícara de argila bentonita
1 colher de sopa de óleo de semente de cânhamo
2 gotas de óleo essencial de olíbano →

1. Em uma tigela média, misture bem a argila bentonita, o óleo de semente de cânhamo e os óleos essenciais.
2. Adicione a água, 1 colher de sopa de cada vez, e vá misturando, até que a mistura possa ser espalhada, mas não esteja encharcada.
3. Aplique a mistura ao cabelo, cobrindo com uma touca de banho para reter o calor. Deixe descansar de 15 minutos a uma hora.
4. Lave o cabelo completamente e a seguir enxágue com vinagre de maçã.

2 gotas de óleo essencial de manjerona
2 a 6 colheres de sopa de água, na temperatura ambiente

Dica útil: quanto mais tempo for usada, mais esta máscara de lama resseca o cabelo, de forma que é recomendado vaporizar o cabelo com água filtrada ou hidrolato (hidrossol) ao longo do processo. Tente não deixar que a máscara seque.

Spray para cabelo Ondas do Oceano de Lavanda e Baunilha

TÓPICO
Seguro para todas as idades

Se você quer um cabelo de praia quando está longe do oceano, tente fazer seu próprio spray salgado para cabelo. Esta receita combina o aroma tranquilizante e floral da lavanda com o perfume arrebatador, inebriante da baunilha, criando uma fragrância e um visual que são irresistíveis.

1. Misture a água quente, o sal amargo (sal de Epsom), o sal marinho, o condicionador de cabelos e a glicerina vegetal em uma xícara medidora de vidro. Mexa até o sal ter dissolvido e os outros ingredientes terem se misturado à água.
2. Em uma tigela pequena, misture a geleia de aloe vera e os óleos essenciais.
3. Usando um funil, coloque ambas as misturas em um frasco borrifador de 240 ml e adicione água para completar.

Rende 240 ml

½ xícara de água destilada quente
2 colheres de sopa de sal amargo (sal de Epsom)
1 ½ colheres de chá de sal marinho
½ colher de chá de condicionador de cabelo
1 colher de chá de glicerina vegetal
1 colher de sopa de geleia de aloe vera
20 gotas de óleo essencial de lavanda
5 gotas de óleo essencial de baunilha
Água destilada para completar

4. Agite bem e borrife no cabelo úmido ou seco. Amasse suavemente o cabelo com os dedos, das pontas em direção às raízes, e deixe secar naturalmente ou use um secador com difusor.

Pomada modeladora Cabelo Fácil

TÓPICO

Seguro para idades a partir de 2 anos

Esta pomada fácil de fazer ajuda a manter o cabelo no lugar com uma sustentação média, mas pode ficar mais forte acrescentando-se mais 2 colheres de sopa de cera de abelha. Seus ingredientes condicionadores e estimulantes melhoram a qualidade, a maciez e o brilho do cabelo.

1. Em uma panela, derreta em fogo baixo a manteiga de karité e a cera de abelha.
2. Uma vez derretidas, retire do fogo e adicione a fécula de araruta, o óleo de semente de cânhamo e os óleos essenciais. Mexa para misturar.
3. Passe para um vidro de conserva de 240 ml e coloque no congelador por cerca de 20 minutos para endurecer.
4. Retire uma porção do tamanho de uma ervilha, deixando-a derreter entre as palmas das mãos antes de aplicar ao cabelo. Modele o cabelo como de costume.

Rende cerca de 210 ml

¼ de xícara mais 2 colheres de sopa de manteiga de karité

¼ de xícara de cera de abelha

1 colher de sopa de fécula de araruta

¼ de xícara de óleo de semente de cânhamo

15 gotas de óleo essencial de cedro Atlas

13 gotas de óleo essencial de *tea tree* lavanda

5 gotas de óleo essencial de abeto

Capítulo 8 — Para os cuidados pessoais **149**

Creme calmante para Barbear/Depilar com lâmina

TÓPICO

Seguro para todas as idades

Fazer seus próprios produtos de higiene pessoal pode parecer um grande desafio, mas muitos deles usam ingredientes em comum. Esta receita é feita como a manteiga corporal batida, mas contém sabão de Castela líquido e glicerina vegetal. É um creme perfeito para depilar as pernas com lâmina, mas sugiro não usar o sabão de Castela se você pretende também usar no rosto, pois ele pode ressecar as peles sensíveis.

1. Em uma panela, derreta em fogo baixo o óleo de coco e a manteiga de karité.
2. Em uma tigela média, misture o sabão de Castela líquido e a glicerina vegetal.
3. Adicione o óleo de semente de cânhamo e a argila, e mexa para misturar.
4. Quando o óleo de coco e a manteiga de karité já estiverem derretidos, retire do fogo e coloque na tigela com os outros ingredientes. Mexa para misturar.
5. Deixe a mistura esfriando por algumas horas.
6. Quando a mistura já estiver quase firme, bata usando o mixer, até obter um creme bem aerado.
7. Adicione os óleos essenciais e continue batendo por mais alguns segundos para misturá-los ao creme.

Rende cerca de 180 ml após batido

¼ de xicara de óleo de coco não refinado
¼ de xicara de manteiga de karité
2 colheres de sopa de sabão de Castela líquido
2 colheres de sopa de glicerina vegetal
2 colheres de sopa de óleo de semente de cânhamo
1 colher de sopa de argila
20 gotas de óleo essencial de lavanda
10 gotas de óleo essencial de camomila-romana

Dica útil: óleos e manteigas podem entupir as lâminas de barbear. Mantenha uma xícara de água quente no chuveiro para lavar seu aparelho com facilidade entre um uso e outro.

8. Coloque o creme nas palmas das mãos e esfregue na pele. A seguir, use o *Óleo pós-barba/pós-depilação para Pele Irritada* (veja a seguir) para manter a pele macia, firme e livre de irritações. Mantenha guardado em uma bisnaga reutilizável com tampa flip-top, em um local fresco e escuro para evitar que o creme derreta.

Óleo pós-barba/pós-depilação para Pele Irritada

TÓPICO

Seguro para idades a partir de 2 anos

O segredo para evitar irritações, bolinhas e pele inflamada tem três componentes: esfoliar, barbear/raspar, hidratar. Este óleo pós-barba/pós-depilação com lâmina proporciona uma hidratação calmante e curativa para combater qualquer irritação.

Rende 60 ml

- 2 colheres de sopa de óleo de semente de cânhamo
- 1 colher de sopa de óleo de semente de abóbora
- 1 colher de sopa de óleo de argan
- 20 gotas de óleo essencial de laranja-doce
- 15 gotas de óleo essencial de *tea tree* lavanda
- 10 gotas de óleo essencial de camomila-romana

1. Em uma tigela média de vidro, coloque o óleo carreador e os óleos essenciais, e mexa para misturar.
2. Coloque a mistura em um frasco com válvula [como os de sabonete líquido] (ou o recipiente que preferir).
3. Massageie o óleo na pele recém barbeada/depilada, usando 1 ou 2 gotas para a face, 2 ou 3 gotas para a área do biquíni e 5 ou 6 gotas por perna. Guarde em um lugar fresco e escuro.

Esfoliante de açúcar Bolo de Aniversário

TÓPICO

Seguro para idades a partir de 2 anos

A esfoliação é o segredo para uma pele macia e firme. Esfoliantes de açúcar são meu método favorito de remover células epiteliais mortas e ao mesmo tempo restaurar a umidade. Todo ano, em meu aniversário, dou de presente a mim mesma este esfoliante de açúcar Bolo de Aniversário. Ele suaviza a pele áspera e deixa um perfume doce.

1. Em uma tigela média, misture todos os ingredientes, mexendo bem.
2. Massageie o esfoliante na pele e enxágue com água quente (cuidado, a banheira pode ficar escorregadia!). Guarde em um vidro de conserva.

Rende cerca de 240 ml

1 xícara de açúcar
¼ de xícara de óleo de coco não refinado derretido
Confeitos com corantes naturais
20 gotas de óleo essencial de baunilha

Dica de substituição: não tem açúcar? Este esfoliante também pode ser feito com sal.

CAPÍTULO 9
Para o lar

Limpa-vidros de Laranja 154
Limpa-pó de Limão-siciliano 154
Limpador multiúso 155
Solução para limpeza de pisos de Limão e Pinho 155
Saponáceo suave de Cítricos e Melaleuca 156
Repelente de insetos de Laranja e Cedro
para Casa e Jardim 157
Aromatizador/desodorizante para Tapetes e Camas 157
Removedor de manchas de Tapetes e Estofados 158
Lava-louças de Alecrim e Bergamota 159
Lava-louças em pó de Lavanda e Limão 159
Spray para tecidos e ambientes Frescor de Primavera 160
Spray para banheiro Euca-Citru-Lícia 161
Desodorizante para triturador de lixo Frescor Cítrico 161
Tabletes desodorizantes para a Lixeira 162
Limpador de Estofados 163
Velas de Citronela e Cedro Atlas 163
Sabão em pó Roupa Limpa 164
Alternativa caseira à Água Sanitária 165
"Lençóis de secadora" Sonhos de Lavanda 165
Lustra-móveis de Limão 166

Limpa-vidros de Laranja

LIMPEZA

Seguro para todas as idades

Limpar suas janelas e seus espelhos pode fazer uma grande diferença na aparência da casa. Este limpa-vidros de laranja é fácil de fazer e vai limpar superfícies de vidro sem deixar manchas.

1. Misture os ingredientes em um frasco borrifador de 960 ml e agite para misturar.
2. Borrife na superfície de vidro e depois remova com jornal reciclado, pano de microfibra ou papel toalha.

Rende cerca de 960 ml

3 xícaras de água
¼ de xícara mais 2 colheres de sopa de álcool isopropílico
¼ de xícara mais 2 colheres de sopa de vinagre branco destilado
½ colher de chá de óleo essencial de laranja-doce

Limpa-pó de Limão-siciliano

LIMPEZA

Seguro para todas as idades

O óleo essencial de limão-siciliano elimina a gordura, desinfeta e perfuma sua casa com o cheirinho de limões recém cortados. Este limpa-pó em spray vai limpar e hidratar suas superfícies de madeira.

1. Em um frasco borrifador de 480 ml, misture o azeite de oliva, o óleo essencial e o vinagre. Agite-o suavemente para misturar.
2. Adicione água destilada o suficiente para completar o frasco.
3. Agite bem e borrife em superfícies de madeira. A seguir, limpe com um pano de microfibra.

Rende 480 ml

2 colheres de chá de azeite de oliva
¼ de xícara de vinagre branco destilado
20 gotas de óleo essencial de limão-siciliano
Água destilada para completar

Limpador multiúso

LIMPEZA

Seguro para todas as idades

Este limpador multiúso vale-se do pH elevado do sabão de Castela, do bórax e do carbonato de sódio para fazer sua mágica (evite receitas para limpeza que misturam sabão de Castela e vinagre, pois a natureza ácida do vinagre vai anular o sabão). Tanto o óleo essencial de lavanda quanto o de bergamota são antissépticos naturais e agem para dissolver a gordura, tirar as manchas e desinfetar as superfícies.

1. Misture a água quente, o carbonato de sódio, o bórax e o sabão de Castela em uma tigela, mexendo até dissolver.
2. Coloque a mistura em um frasco borrifador de 480 ml, deixando espaço suficiente para adicionar os óleos essenciais. Adicione-os, tampe o frasco e agite suavemente para misturar.

Rende 480 ml

2 xícaras de água quente
½ colher de chá de carbonato de sódio
1 colher de chá de bórax
1 colher de chá de sabão de Castela líquido
20 gotas de óleo essencial de bergamota
10 gotas de óleo essencial de lavanda

Dica útil: use este limpador multiúso para tudo em sua casa, dos banheiros à cozinha, dos tapetes aos pisos, e até no seu carro.

Solução para limpeza de pisos de Limão e Pinho

LIMPEZA

Seguro para todas as idades

O percarbonato de sódio (branqueador oxigenado) é um de meus ingredientes naturais preferidos para limpeza. Este produto branqueia, desodoriza latas de lixo e desinfeta superfícies domésticas. Esta solução para limpeza de pisos vai limpar o piso mais imundo e deixar sua casa com aquele aroma clássico de limão e pinho.

Rende 1 tratamento

Balde de cerca de 4 litros
2 colheres de sopa de percarbonato de sódio
20 gotas de óleo essencial de limão-siciliano
20 gotas de óleo essencial de pinheiro-silvestre
3,8 litros de água quente

1. Em um balde de cerca de 4 litros, coloque o percarbonato de sódio e os óleos essenciais, e mexa para misturar.
2. Encha o balde com água quente e mexa para dissolver o pó.
3. Passe nos pisos.

Saponáceo suave de Cítricos e Melaleuca

LIMPEZA

Seguro para todas as idades

Tenho usado esta receita de saponáceo suave há quase uma década, e ele nunca me deixou na mão. É altamente antibacteriano e antifúngico, o que faz dele o produto perfeito para banheiros, limpando e branqueando rejuntes, banheiras, vasos sanitários e pias. Também é bom para eliminar mofo, fungos e bactérias que se acumulam em áreas úmidas.

1. Em uma tigela grande, misture o bicarbonato de sódio, o sabão de Castela, a água e os óleos essenciais, mexendo bem.
2. Retire o quanto vai precisar e esfregue nas superfícies usando o lado áspero de uma esponja. Guarde em um vidro de conserva.

Rende cerca de 3 xícaras

3 xícaras de bicarbonato de sódio
½ xícara de sabão de Castela líquido
½ xícara de água
25 gotas de óleo essencial de limão-siciliano
40 gotas de óleo essencial de melaleuca
½ colher de chá de óleo essencial de laranja-doce

Dica útil: para branquear as superfícies e dar brilho, espalhe o saponáceo sobre manchas de mofo e em rejuntes difíceis de limpar. Deixe por 20 minutos e enxágue.

Repelente de insetos de Laranja e Cedro para Casa e Jardim

LIMPEZA

Seguro para todas as idades

O verão significa lazer ao ar livre e jardinagem, mas também significa insetos. Este spray pode ser usado tanto fora quanto dentro de casa, e em plantas e ao redor delas. Ele mata todos os insetos, incluindo os bons, como abelhas e borboletas, e, por isso, pense bem onde vai aplicá-lo. Eu o tenho usado para matar formigas, baratas, vespas, afídeos, lagartas, moscas, mutucas e mosquitos.

Rende 960 ml

¼ de xícara de sabão de Castela líquido
1 colher de chá de óleo essencial de laranja-doce
1 colher de chá de óleo essencial de cedro Atlas
Água destilada para completar

1. Misture os ingredientes em um frasco borrifador de 960 ml, e agite para misturar.
2. Borrife diretamente sobre os insetos indesejáveis.

Aromatizador/desodorizante para Tapetes e Camas

LIMPEZA

Seguro para todas as idades

É extremamente fácil e com ótimo custo-benefício fazer seu próprio aromatizador de tapetes com bicarbonato de sódio. Ele leva apenas três ingredientes, e também pode ser usado para perfumar colchões.

Rende 1 xícara

1 xícara de bicarbonato de sódio
15 gotas de óleo essencial de *grapefruit*
15 gotas de óleo essencial de lavanda

1. Misture o bicarbonato de sódio e os óleos essenciais em um frasco reciclado de tempero e agite para incorporar o aroma ao bicarbonato de sódio.

2. Salpique em tapetes e colchões, e deixe por 30 minutos antes de remover o pó com o aspirador.

Dica de substituição: para dar a seu colchão uma fragrância tranquilizadora para a hora de dormir, use nesta receita óleo essencial de camomila-romana no lugar do óleo essencial de *grapefruit*.

Removedor de manchas de Tapetes e Estofados

LIMPEZA

Seguro para todas as idades

Com cinco animais de estimação e uma criança, tornei-me exímia na arte de remover manchas de tapetes e móveis. Esta mistura usa os poderes desodorizantes do percarbonato de sódio (branqueador oxigenado), do limão-siciliano e da tea tree lavanda para remover com eficiência manchas de tapetes, eliminar odores dos pets e perfumar tecidos.

Rende 1 aplicação

- 2 xícaras de água quente
- 2 colheres de chá de percarbonato de sódio
- 10 gotas de óleo essencial de limão-siciliano
- 10 gotas de óleo essencial de *tea tree* lavanda

1. Misture água quente e percarbonato de sódio em uma tigela, e mexa até dissolver.
2. Coloque a mistura em um frasco borrifador de 480 ml e adicione os óleos essenciais.
3. Agite bem antes de aplicar. Usando a função jato do frasco borrifador, borrife o tapete, os estofados e as roupas até que as manchas estejam totalmente saturadas. Deixe por 10 minutos antes de limpar esfregando. Também pode ser usado em aspiradores de pó a vapor para tapetes.

Lava-louças de Alecrim e Bergamota

LIMPEZA

Seguro para idades a partir de 6 anos

Já testei muitas receitas caseiras de lava-louças, e nenhuma delas me impressionou. Ou eram líquidas demais, combinavam vinagre com sabão de Castela (algo que não deve ser feito!) ou não eram eficientes para dissolver a gordura. Esta receita aqui foi a glória para mim! Ela produz a quantidade exata de espuma, dissolve a gordura e limpa a louça sem deixar resíduos. O sal é importante nesta receita para espessar o sabão, para que ele não fique líquido demais.

1. Em uma xícara medidora de vidro, misture a água quente e o sal, mexendo até dissolver tudo.
2. Em uma tigela média, misture o Sal Suds*, o vinagre e o ácido cítrico.
3. Adicione aos poucos a água salgada à mistura de Sal Suds, mexendo até engrossar.
4. Junte os óleos essenciais, sempre mexendo, e depois coloque a mistura em um recipiente reciclado de lava-louças.

* Sal Suds é um limpador orgânico produzido com surfactantes à base de plantas e óleos e agulhas de abeto, produzido pela empresa norte-americana Dr. Bronner's e comercializado também no Brasil. (N.E.)

Rende cerca de 360 ml

½ xícara de água destilada quente
2 colheres de chá de sal
½ xícara de Dr. Bronner's Sal Suds*
½ xícara de vinagre branco destilado
1 colher de chá de ácido cítrico ou suco de limão
10 gotas de óleo essencial de alecrim
10 gotas de óleo essencial de bergamota

Dica de substituição: nesta receita, para maior efeito desinfetante, use 20 gotas da *Mistura para difusor Exterminadora de Pragas* (veja na página 89) em vez dos óleos essenciais.

Lava-louças em pó de Lavanda e Limão

LIMPEZA

Seguro para todas as idades

Já fiz sabão lava-louças líquido e em tabletes, mas nada é tão fácil de preparar ou funciona tão bem quanto este pó. Sua combinação de ingredientes naturais limpa a comida e a gordura grudadas, e a louça sai impecável.

Rende 5 xícaras

2 xícaras de carbonato de sódio
2 xícaras de percarbonato de sódio
1 xícara de bórax
20 gotas de óleo essencial de lavanda
20 gotas de óleo essencial de limão-siciliano

Capítulo 9 — Para o lar

1. Misture os ingredientes em pó, mexendo com uma colher.
2. Adicione os óleos essenciais e mexa até que os torrões desapareçam.
3. Use 1 a 2 colheres de sopa de pó por ciclo de lavagem.

Spray para tecidos e ambientes Frescor de Primavera

LIMPEZA, AROMÁTICO

Seguro para todas as idades

Este spray traz um frescor de primavera à sua casa. Você pode aplicá-lo também em roupas, colocando-as na secadora por 10 minutos para perfumá-las e desamassar antes do uso.

1. Em um frasco borrifador de 120 ml, misture o hamamélis com os óleos essenciais. Agite-o suavemente para misturar.
2. Adicione água destilada para completar o frasco.
3. Agite bem e borrife no ar, nos móveis, nas roupas de cama (travesseiros, cobertores, lençóis e colchas) e nas cortinas do quarto. Guarde em um lugar fresco e escuro.

Rende 120 ml

¼ de xícara de hamamélis
60 gotas de óleo essencial de *grapefruit*
60 gotas de óleo essencial de bergamota
30 gotas de óleo essencial de coentro (sementes)
30 gotas de óleo essencial de *tea tree* lavanda
Água destilada para completar

Spray para banheiro Euca-Citru-Lícia

LIMPEZA, AROMÁTICO

Seguro para idades a partir de 6 anos

A mágica por trás deste spray é que ele cria uma camada de óleo essencial sobre a água antes do uso. Esta barreira protetora prende os odores sob a superfície e, assim, nada de cheiros constrangedores!

1. Coloque os óleos essenciais em um frasco borrifador de 120 ml. Agite-o suavemente para misturar.
2. Adicione hamamélis para completar o frasco e feche bem com a tampa.
3. Antes de usar o banheiro, agite bem o frasco e borrife dentro do vaso cerca de 8 a 10 vezes, e os óleos essenciais vão se dispersar sobre a água, criando uma barreira protetora para os odores. Guarde em um lugar fresco e escuro.

Rende 120 ml

25 gotas de óleo essencial de eucalipto
25 gotas de óleo essencial de limão-siciliano
25 gotas de óleo essencial de bergamota
25 gotas de óleo essencial de *grapefruit*
Hamamélis para completar

Dica útil:
mantenha um frasco em sua bolsa ou mochila, e use em banheiros públicos e no trabalho.

Desodorizante para triturador de lixo Frescor Cítrico

LIMPEZA

Seguro para todas as idades

As cascas das frutas cítricas contêm óleos essenciais, e com frequência são prensadas a frio, em vez de destiladas a vapor. Você pode usar essas cascas como um meio simples e barato de desodorizar o triturador de lixo de sua pia de cozinha.

Com a água da pia correndo, jogue alguns pedaços no triturador ligado.

Rende 1 tratamento

Cascas frescas de limão, em pedaços de uns 2,5 centímetros

Dica de substituição:
a casca de todos os cítricos contém os óleos essenciais do fruto. Nesta receita, você pode usar a casca de qualquer fruto cítrico no lugar da casca de limão.

Capítulo 9 — Para o lar

Tabletes desodorizantes para a Lixeira

LIMPEZA

Seguro para todas as idades

O bicarbonato de sódio é um de meus preferidos para desodorizar a casa. Quando combinados com os aromas refrescantes do capim-limão e da lavanda, os tabletes desta receita garantem que seu lixo nunca mais terá o mesmo cheiro.

Rende 6 a 8 tabletes

1 xícara de bicarbonato de sódio
10 gotas de óleo essencial de capim-limão
20 gotas de óleo essencial de lavanda
4 colheres de sopa de água
Medidor de ¼ de xícara ou moldes de silicone

1. Usando luvas de borracha ou de látex, misture o bicarbonato de sódio e os óleos essenciais em uma tigela média, desfazendo com os dedos qualquer torrão.
2. Adicione água à mistura, 1 colher de sopa por vez, e continue a misturar, sempre de luvas, até conseguir uma massa única (como uma bola de neve) que não se esfarela.
3. Aperte bem a mistura em moldes de silicone ou em forminhas de mini muffins e deixe de um dia para o outro para que a mistura seque e endureça.
4. Deixe um tablete no fundo de uma lata de lixo antes de colocar um saco novo. Substitua os tabletes uma vez por semana.

Limpador de Estofados

LIMPEZA

Seguro para todas as idades

Uma vez comprei cadeiras cor de creme para a sala de jantar enquanto meu filho ainda estava aprendendo a andar. Depois de nossa primeira refeição, em que tivemos espaguete no jantar, percebi de imediato o erro que havia cometido. Foi quando encontrei esta receita para um limpador natural de estofados. Ele fez milagres, devolvendo a minhas cadeiras manchadas de molho vermelho toda sua glória original.

Rende 480 ml

2 xícaras de água destilada
2 colheres de sopa de sabão de Castela líquido
2 colheres de sopa de carbonato de sódio
25 gotas de óleo essencial de manjerona
25 gotas de óleo essencial de limão-siciliano

1. Em uma xícara medidora de vidro, misture a água, o sabão de Castela e o carbonato de sódio, mexendo até dissolver.
2. Coloque a mistura de sabão e os óleos essenciais em um frasco borrifador de 480 ml. Feche a tampa e agite para emulsificar.
3. Borrife nas manchas dos estofados e deixe por 30 minutos antes de removê-las esfregando com uma toalhinha ou esponja secas.

Velas de Citronela e Cedro Atlas

AROMÁTICO

Seguro para todas as idades

As velas de citronela mantêm os mosquitos longe enquanto você desfruta do verão em seu quintal. Estas velas são fáceis de fazer e são ótimas em termos de custo-benefício. Despeje a mistura de cera em recipientes de metal em vez de potes de vidro, para fazer ótimas velas repelentes de insetos para usar ao ar livre. Leve-as ao acampamento, em piqueniques e à praia.

Rende 480 ml

1 xícara de flocos de cera de soja
1 xícara de cera de abelha
100 gotas de óleo essencial de citronela
80 gotas de óleo essencial de cedro Atlas
Pavios de vela
Recipientes reciclados, como potes de velas ou latas

1. Em uma panela, derreta em fogo baixo a cera de soja e a cera de abelha.
2. Uma vez derretidos, retire do fogo e adicione os óleos essenciais.
3. Coloque o pavio de vela no recipiente escolhido.
4. Despeje a mistura nos potes de vela, e deixe esfriar e endurecer.

Dica útil: enquanto a cera está esfriando, coloque uma faca de manteiga apoiada na boca do recipiente da vela para segurar o pavio até que a vela endureça.

Sabão em pó Roupa Limpa

LIMPEZA

Seguro para todas as idades

Há muitas formas de fazer seu próprio sabão em pó, mas esta receita está voltada para pessoas ocupadas que não têm tempo para derreter os ingredientes cada vez que precisam de uma nova dose do produto. Este sabão em pó também é seguro para máquinas de alta eficiência, e pode ser usado para lavar fraldas de pano.

1. Em uma tigela grande, misture com um batedor de ovos os ingredientes em pó.
2. Adicione os óleos essenciais e continue a mexer até que não haja mais torrões.
3. Use ¼ de xícara de sabão em pó por lavagem. Guarde em um recipiente bem vedado, em sua área de serviço.

Rende 8 xícaras

1 xícara de flocos de sabão
1 xícara de percarbonato de sódio
3 xícaras de carbonato de sódio
1 xícara de bórax
2 xícaras de bicarbonato de sódio
40 gotas de óleo essencial de *grapefruit*
40 gotas de óleo essencial de *tea tree* lavanda

Dica útil: para roupas extra macias, adicione 1 xícara de sal grosso a esta receita. O vinagre branco destilado, que também pode ser adicionado como amaciante de roupas, sai com o enxágue e não deixa cheiro de vinagre nas roupas.

Alternativa caseira à Água Sanitária

LIMPEZA

Seguro para todas as idades

Quando decidi me livrar dos produtos de limpeza tóxicos em minha casa, a água sanitária foi a primeira a ir embora, porque ela pode causar todo tipo de problemas de saúde após o uso continuado. Esta alternativa caseira à água sanitária faz tudo o que a água sanitária faz, sem seus gases tóxicos.

1. Misture o peróxido, o suco de limão-siciliano, o ácido cítrico e o óleo essencial em um garrafão de vidro âmbar de 2 litros.
2. Adicione água para completar. Tampe e agite suavemente o garrafão para misturar.
3. Agite o garrafão antes de usar, e use da mesma forma como usaria a água sanitária: nas roupas para um branco mais branco, no banheiro e na cozinha para desinfetar, e na lava-louças como ajuda no enxágue. Guarde em um lugar fresco e escuro.

Rende cerca de 2 litros

¾ de xícara de peróxido de hidrogênio (3%)
¼ de xícara de suco de limão-siciliano
1 colher de sopa de ácido cítrico
20 gotas de óleo essencial de limão-siciliano
Água destilada para completar

"Lençóis de secadora" Sonhos de Lavanda

AROMÁTICO

Seguro para todas as idades

Os óleos essenciais podem dar às suas roupas lavadas aquele cheirinho de recém-saídas da secadora. Esses aromas caseiros de "lençóis de secadora" não apenas têm um ótimo custo-benefício, como também são amigáveis ao meio ambiente.

Adicione gotas de óleo essencial à toalhinha úmida e coloque-a entre a roupa para os últimos 10 minutos do ciclo de secagem.

Rende 1 tratamento

1 toalhinha limpa e úmida
5 gotas de óleo essencial de lavanda
3 gotas de óleo essencial de baunilha

Lustra-móveis de Limão

LIMPEZA

Seguro para todas as idades

Talvez seja minha herança grega, mas sempre usei azeite de oliva de várias formas em toda a minha casa. Este lustra-móveis de limão vai limpar e condicionar seus móveis de madeira, deixando um perfume delicioso e refrescante.

1. Bata juntos o óleo de coco e o azeite de oliva, usando um garfo.
2. Misture o óleo essencial.
3. Usando uma pequena quantidade, dê um polimento à madeira dos móveis com movimentos circulares, usando um pano de microfibra, até dar brilho.

Rende 120 ml

2 colheres de sopa de óleo de coco não refinado
12 gotas de azeite de oliva
9 gotas de óleo essencial de limão-siciliano

Dica de substituição: o óleo de jojoba não é um óleo. Na verdade, é uma cera líquida que funciona bem em móveis e pisos de madeira, e pode substituir o azeite de oliva nesta receita.

Glossário

ADSTRINGENTE: encolhe ou provoca constrição da pele

ANALGÉSICO: alivia a dor

ANTI-INFLAMATÓRIO: reduz a inflamação e o inchaço

ANTIBACTERIANO: combate o desenvolvimento de bactérias

ANTIDEPRESSIVO: ajuda a combater a depressão e melhora o ânimo

ANTIESPASMÓDICO: alivia espasmos musculares

ANTIFÚNGICO: previne o crescimento de fungos

ANTISSÉPTICO: previne a disseminação de bactérias e vírus

ANTITÉRMICO: reduz febres

ANTITÚSSICO: previne e alivia a tosse

CARMINATIVO: alivia gases, dores de estômago e problemas digestivos

CICATRIZANTE: cicatriza ferimentos

DEPURATIVO: desintoxicante

DIURÉTICO: promove a excreção de água do corpo

EMENAGOGO: estimula o fluxo menstrual

EXPECTORANTE: ajuda o pulmão a livrar-se de catarro e muco

NERVINO: acalma os nervos

SEDATIVO: promove o relaxamento e o sono

SUDORÍFERO: induz a transpiração

VULNERÁRIO: cura ferimentos

Kit de viagem

Viajar dá trabalho para todo mundo, mas um kit de viagem de óleos essenciais bem planejado pode fazer a diferença entre uma boa viagem e uma viagem ruim. Muitas das receitas deste livro são portáteis quando colocadas em recipientes para viagem (assegure-se de verificar as normas de companhias aéreas para a bagagem de mão), incluindo os *roll-ons*, os inaladores pessoais e as receitas de pomadas curativas. Sempre coloco em meu kit de viagem alguns de meus óleos essenciais preferidos, em frascos de 15 ml. Com tantos usos, nunca sei quando posso precisar de algum!

Óleo essencial de lavanda: a lavanda é versátil nas viagens. Quando inalada, acalma o nervosismo, atenua a ansiedade e ajuda a relaxar a mente e o corpo para o sono. É um antisséptico natural, e algumas gotas de lavanda podem limpar e tratar ferimentos quando diluídas em geleia de aloe vera ou óleo de coco fracionado. Dilua 6 a 8 gotas e adicione a seu banho de banheira no hotel para uma noite de sono melhor. Adicione algumas gotas a suas cadeiras de camping para repelir mosquitos.

Óleo essencial de hortelã-pimenta: enjoo, dores de cabeça e tonturas podem ser resolvidos dando uma cheiradinha em hortelã-pimenta. Dilua 2 gotas e aplique em picadas de insetos para aliviar a comichão. Pingue uma gota em um lenço de papel colocado na saída de ar-condicionado para difundir o óleo em seu carro. Dilua os óleos essenciais de hortelã-pimenta, lavanda e *tea tree* lavanda (5 gotas de cada um) por 30 ml (2 colheres de sopa) de óleo de coco para um unguento descongestionante para viagem.

Óleo essencial de *tea tree* lavanda: conhecida também como "rosalina", a *tea tree* lavanda pode fazer o trabalho dos óleos essenciais de lavanda, melaleuca e eucalipto. Pode limpar germes quando usada em uma mistura antibacteriana para mãos, se você misturar 9 gotas de *tea tree* lavanda para cada 2 colheres de sopa de geleia de aloe vera. Naturalmente antisséptica e anti-inflamatória, a *tea tree* lavanda também pode limpar e tratar ferimentos, fazer o tratamento local de acne e aliviar a rigidez muscular quando diluída. Para perfumar o ar viciado no carro, pingue uma gota em um lenço de papel e coloque-o na saída do ar-condicionado.

Óleo de coco fracionado: sempre levo um frasco de 100 ml para diluir óleos essenciais para uso tópico. Também pode ser usado como base para óleos de massagem, *roll-ons* aromaterápicos, banhos de imersão rápidos, hidratantes calmantes e pomadas para a pele.

Geleia de aloe vera: também levo sempre um frasco de 100 ml. Solúvel em água, com uma velocidade rápida de absorção, a geleia de aloe vera é o gel de babosa misturado com um emulsificante, e permite diluir facilmente os óleos essenciais com água para fazer gel para as mãos e o rosto, banhos de imersão rápidos, hidratantes não gordurosos e alívio para comichões.

Recursos

Se você está começando agora em sua jornada na aromaterapia, há muitos recursos ótimos disponíveis para ajudá-lo a encontrar uma escola de aromaterapia ou um aromaterapeuta e adquirir óleos essenciais. Apresento aqui alguns de meus recursos favoritos para explorar melhor os óleos essenciais.

> * No Brasil, há diversos cursos livres para formação em aromaterapia e muitos profissionais atuantes. Em uma breve pesquisa na internet, você poderá localizar as opções disponíveis mais próximas de você, e acessar as considerações necessárias sobre a qualidade dos cursos e dos atendimentos oferecidos. Para sua segurança, ao adquirir seus óleos essenciais, lembre-se sempre de verificar sua procedência e se têm notificação junto à Anvisa. (N.E.)

Aliança de Aromaterapeutas Internacionais
(Alliance of International Aromatherapists, www.alliance-aromatherapists.org)

Esta aliança sem fins lucrativos busca contribuir para o avanço da pesquisa em aromaterapia, promover o uso responsável de óleos essenciais e estabelecer e manter padrões de profissionais de ensino.

Anthis, Christina. *The Complete Book of Essential Oils for Mama and Baby: Safe and Natural Remedies for Pregnancy, Birth, and Children.* Emeryville: Althea Press, 2017.

Se você ou alguém que você conhece está grávida ou amamentando, ou tem filhos, meu livro está repleto de receitas e informações para o uso seguro de óleos essenciais, em qualquer idade.

Mountain Rose Herbs (www.mountainroseherbs.com)

Mountain Rose Herbs é uma fonte ecologicamente correta para produtos 100% orgânicos certificados, como ervas, óleos essenciais e outros ingredientes necessários para elaborar itens de cuidado pessoal e cosméticos.

Associação Nacional para a Aromaterapia Holística
(National Association For Holistic Aromatherapy, NAHA.org)

Esta associação sem fim lucrativos, mantida pelas contribuições dos membros, fornece uma quantidade enorme de conhecimento sobre a aromaterapia, incluindo informações científicas, dados sobre segurança, recursos educativos, parâmetros profissionais e uma lista dos aromaterapeutas certificados.

Plant Therapy Essential Oils (www.planttherapy.com)

Uma de minhas fontes favoritas para tudo o que diz respeito a óleos essenciais, Plant Therapy é uma fonte com preços acessíveis para óleos essenciais, óleos carreadores e acessórios para aromaterapia, todos de alta qualidade. A empresa trabalhou com Robert Tisserand para criar a linha KidSafe® de misturas de óleos essenciais.

Tisserand, Robert; Young, Rodney. *Essential Oil Safety: A Guide for Health*, 2. ed. Filadélfia: Churchill Livingstone, 2013.

Este é um livro atualizado e abrangente sobre padrões de segurança para óleos essenciais. Contém perfis químicos, bem como dados de segurança e recomendações.

Referências

ALLIANCE OF INTERNATIONAL AROMATHERAPISTS. **Aromatherapy**, 2019. History & Basics. Disponível em: www.alliance-aromatherapists.org/aromatherapy. Acesso em: 23 set. 2020.

BAUER, Brent. A Consumer Health: What Are the Benefits of Aromatherapy? **Mayo Clinic**. Disponível em: www.mayoclinic.org/healthy-lifestyle/consumer-health/expert-answers/aromatherapy/faq-20058566. Acesso em: 23 set. 2020.

BEN-ARYE, Eran; DUDAI, Native; EINI, Anat; TOREM, Moshe; SCHIFF, Elad; RAKOVER, Yoseph. Treatment of Upper Respiratory Tract Infections in Primary Care: A Randomized Study Using Aromatic Herbs. **Hindawi Publishing Corporation**. 2011. Disponível em: www.hindawi.com/journals/ecam/2011/690346/. Acesso em: 23 set. 2020.

BENSOUILAH, Janetta; BUCK, Philippa. *Aromadermatology: Aromatherapy in the Treatment and Care of Common Skin Conditions*. 1. ed. Routledge, 2001. Versão Kindle.

BERDEJO, Daniel; CHUECA, Beatriz; PAGÁN, Elisa; RENZONI, Adriana; KELLEY, W. L.; PAGÁN, Rafael; GONZALO, D. G. Sub-Inhibitory Doses of Individual Constituents of Essential Oils Can Select for *Staphylococcus aureus* Resistant Mutants. **Molecules**, v. 24, n. 1, 2019: 170. Disponível em: doi.org/10.3390/molecules24010170. Acesso em: 23 set. 2020.

BORGES, Anabela; ABREU, A. C.; DIAS, Carla; SAAVEDRA, M. J.; BORGES, Fernanda; SIMÕES, Manuel. New Perspectives on the Use of Phytochemicals as an Emergent Strategy to Control Bacterial Infections Including Biofilms. **Molecules**, v. 21, n. 7, 2016: 877. Disponível em: doi.org/10.3390/molecules21070877. Acesso em: 23 set. 2020.

BUCKLE, Jane. *Clinical Aromatherapy: Essential Oils in Healthcare*. 3. ed. Filadélfia: Churchill Livingstone, 2014.

CATTY, Suzanne. *Hydrosols: The Next Aromatherapy*. 1. ed. Rochester: Healing Arts Press, 2001.

CHOI, S. Y.; KANG, Purum; LEE, H. S.; SEOL, G. H. Effects of Inhalation of Essential Oil of *Citrus aurantium* L. var. *amara* on Menopausal Symptoms, Stress, and Estrogen in Postmenopausal Women: A Randomized Controlled Trial. **Hindawi Publishing Corporation**. 2014. Disponível em: doi.org/10.1155/2014/796518. Acesso em: 23 set. 2020.

CLARK, Demetria. *Aromatherapy and Herbal Remedies for Pregnancy, Birth, and Breastfeeding*. Summertown: Healthy Living Publications, 2015.

CLARK, Marge. *Essential Oils and Aromatics: A Step-by-Step Guide for Use in Massage and Aromatherapy*. Kindle Direct Publishing, 2013. Versão Kindle.

DE AGUIAR, F. C.; SOLARTE, A. L.; TARRADAS, Carmen; LUQUE, Inmaculada; MALDONADO, Alfonso; RELAÑO, A. G. Antimicrobial Activity of Selected Essential Oils Against *Streptococcus suis* Isolated from Pigs. **MicrobiologyOpen**, v. 7, n. 6, 2018. Disponível em: doi.org/10.1002/mbo3.613. Acesso em: 23 set. 2020.

DECKARD, Angela. 11 Proven Peppermint Essential Oil Benefits. **Healthy Focus**. Disponível em: healthyfocus.org/proven-peppermint-essential-oil-benefits/. Acesso em: 23 set. 2020.

DENNERLEIN, Roseann. What Is a Clinical Aromatherapist? **Oils of Shakan**. Disponível em: www.oilsofshakan.com/what-is-a-clinical-aromatherapist/. Acesso em: 23 set. 2020.

ENVIRONMENTAL WORKING GROUP. **EWG**, 2009. Toxic Cleaner Fumes Could Contaminate California Classrooms. Disponível em: www.ewg.org/news/news-releases/2009/10/28/toxic-cleaner-fumes-could-contaminate-california-classrooms. Acesso em: 23 set. 2020.

FIFI, A. C.; AXELROD, C. H.; CHAKRABORTY, P.; SAPS, M. Herbs and Spices in the Treatment of Functional Gastrointestinal Disorders: A Review of Clinical Trials. **Nutrients**, v. 10, n. 11, 2018: 1715. Disponível em: doi.org/10.3390/nu10111715. Acesso em: 23 set. 2020.

FURLOW, F. The Smell of Love. **Psychology Today**. Disponível em: www.psychologytoday.com/us/articles/199603/the-smell-love. Acesso em: 23 set. 2020.

GATTEFOSSÉ, René-Maurice. *Gattefossé's Aromatherapy: The First Book on Aromatherapy*. 2. ed. Londres: Ebury Digital, 2012. Versão Kindle.

GATTI, Giovanni; CAJOLA, Renato. *The Action of Essences on the Nervous System*. Itália, 1923.

HINTON, D. E.; PHAM T.; TRAN, M.; SAFREN, S. A.; OTTO, M. W.; POLLACK, M. H. CBT for Vietnamese Refugees with Treatment-Resistant PTSD and Panic Attacks: A Pilot Study. **Journal of Traumatic Stress**, v. 17, n. 5, p. 429-33, 2004. Disponível em: doi.org/10.1023/B:JOTS.0000048956.03529.fa. Acesso em: 23 set. 2020.

HIRSCH, A.; GRUSS, J. Human Male Sexual Response to Olfactory Stimuli. **American Academy of Neurological and Orthopaedic Surgeons**. Disponível em: aanos.org/human-male-sexual-response-to-olfactory-stimuli/. Acesso em: 23 set. 2020.

HÜSNÜ, K. C. B.; BUCHBAUER, Gerhad. *Handbook of Essential Oils: Science, Technology, and Applications*. 2. ed. Boca Raton: CRC Press, 2015.

INOUYE, Shigeharu; TAKIZAWA, Toshio; YAMAGUCHI, Hideyo. Antibacterial Activity of Essential Oils and their Major Constituents Against Respiratory Tract Pathogens by Gaseous Contact. **Journal of Antimicrobial Chemotherapy**, v. 47, n. 5, p. 565-73, 2001. Disponível em: doi.org/10.1093/jac/47.5.565. Acesso em: 23 set. 2020.

KEIM, Joni; BULL, Ruah. *Aromatherapy & Subtle Energy Techniques: Compassionate Healing with Essential Oils*. CreateSpace Independent Publishing Plataform, 2015.

KHADIVZADEH, T.; NAJAFI, M. N.; GHAZANFARPOUR, M.; IRANI, M.; DIZAVANDI, F. R.; SHARIATI, K. Aromatherapy for Sexual Problems in Menopausal Women: A Systematic Review and Meta-analysis. **Journal of Menopausal Medicine**, v. 24, n. 1, p. 56-61, 2018. Disponível em: doi.org/10.6118/jmm.2018.24.1.56. Acesso em: 23 set. 2020.

KIA, P. Y.; SAFAJOU, F.; SHAHNAZI, M.; NAZEMIYEH, H. The Effect of Lemon Inhalation Aromatherapy on Nausea and Vomiting of Pregnancy: A Double-Blinded, Randomized, Controlled Clinical Trial. **Iranian Red Crescent Medical Journal**, v. 16, n. 3, e14360, 2014. Disponível em: doi.org/10.5812/ircmj.14360. Acesso em: 23 set. 2020.

KLINE, R. M.; KLINE, J. J.; DI PALMA, J.; BARBERO, G. J. Enteric-Coated, Ph-Dependent Peppermint Oil Capsules for the Treatment of Irritable Bowel Syndrome in Children. **Journal of Pediatrics**, v. 138, n. 1, p. 125-8, 2001. Disponível em: www.ncbi.nlm.nih.gov/pubmed/11148527. Acesso em: 23 set. 2020.

KNEZEVIC, P.; ALEKSIC, V.; SIMIN, N.; SVIRCEV, E.; PETROVIC, A.; DUKIC, N. M. Antimicrobial Activity of *Eucalyptus camaldulensis* Essential Oils and their Interactions with Conventional Antimicrobial Agents Against Multi-Drug Resistant *Acinetobacter baumannii*. **Journal of Ethnopharmacology**, v. 178, p. 125-36, 2016. Disponível em: doi.org/10.1016/j.jep.2015.12.008. Acesso em: 23 set. 2020.

KÖSE, E.; SARSILMAZ, M.; MEYDAN, S.; SÖNMEZ, M.; KUŞ, I.; KAVAKLI, A. The Effect of Lavender Oil on Serum Testosterone Levels and Epididymal Sperm Characteristics of Formaldehyde Treated Male Rats. **European Review for Medical and Pharmacological Sciences**, v. 15, n. 5, p. 538-42, 2011. Disponível em: www.ncbi.nlm.nih.gov/pubmed/21744749. Acesso em: 23 set. 2020.

KOULIVAND, P. H.; GHADIRI, M. K.; GORJI, Ali. Lavender and the Nervous System. **Evidence-Based Complementary and Alternative Medicine**,

n. 681304, p. 10, 2013. Disponível em: doi.org/10.1155/2013/681304. Acesso em: 23 set. 2020.

LAFATA, Alexia. How Our Sense of Smell Makes Us Fall In Love and Stay in Love. **Elite Daily**. Disponível em: www.elitedaily.com/dating/sense-of-smell-makes-us-love/1094795. Acesso em: 23 set. 2020.

LAHMAR, A.; BEDOUI, A.; BZEOUICH, I. M.; DHAOUIFI, Z.; KALBOUSSI, Z.; CHERAIF, I.; GHEDIRA, K.; GHEDIRA, L. C. Reversal of Resistance in Bacteria Underlies Synergistic Effect of Essential Oils with Conventional Antibiotics. **Microbial Pathogenesis**, v. 106, p. 50-9, 2017. Disponível em: doi.org/10.1016/j.micpath.2016.10.018. Acesso em: 23 set. 2020.

LAWLESS, Julia. *The Encyclopedia of Essential Oils: e Complete Guide to the Use of Aromatic Oils in Aromatherapy, Herbalism, Health & Well-Being*. Berkeley: Conari Press, 2013.

LEE, K.; CHO, E.; KANG, Y. Changes in 5-Hydroxytryptamine and Cortisol Plasma Levels in Menopausal Women After Inhalation of Clary Sage Oil. **Phytotherapy Research**, v. 28, n. 12, p. 1599-605, 2014. Disponível em: doi.org/10.1002/ptr.5163. Acesso em: 23 set. 2020.

LILLEHEI, A. S.; HALCON, L. L. A Systematic Review of the Effect of Inhaled Essential Oils on Sleep. **Journal of Alternative and Complementary Medicine**, v. *20*, n. 6, p. 441-51, 2014. Disponível em: doi.org/10.1089/acm.2013.0311. Acesso em: 23 set. 2020.

MOJAY, Gabriel. *Aromatherapy for Healing the Spirit: A Guide to Restoring Emotional and Mental Balance Through Essential Oils*. Londres: Gardners Books, 2005.

MORRIS, Edwin. *Scents of Time: Perfume from Ancient Egypt to the 21st Century*. Nova York: The Metropolitan Museum of Art, 1999.

NAGAI, K.; NIIJIMA, A.; HORII, Y.; SHEN, J.; TANIDA, M. Olfactory Stimulatory with Grapefruit and Lavender Oils Change Autonomic Nerve Activity and Physiological Function. **Autonomic Neuroscience**, v. 185, p. 29-35, 2014. Disponível em: doi.org/10.1016/j.autneu.2014.06.005. Acesso em: 23 set. 2020.

NATIONAL ASSOCIATION FOR HOLISTIC AROMATHERAPY. **Explore**. Safety Information. Disponível em: naha.org/explore-aromatherapy/safety. Acesso em: 23 set. 2020.

OSTLING, Michael. Witches' Herbs on Trial. **Folklore**, v. 125, n. 2, p. 179-201, 2014. Disponível em: doi.org/10.1080/0015587X.2014.890785. Acesso em: 23 set. 2020.

PERTZ, H.; LEHMANN, J.; EHRANG, R. R.; ELZ, S. Effects of Ginger Constituents on the Gastrointestinal Tract: Role of Cholinergic M3 and Serotonergic 5-HT3 and 5-HT4 receptors. **Planta Medica**, v.77, n. 10, p. 973-8, 2011. Disponível em: doi.org/10.1055/s-0030-1270747. Acesso em: 23 set. 2020.

PRABUSEENIVASAN, Seenivasan; JAYAKUMAR, Manickkam; IGNACIMUTHU, Savarimuthu. In Vitro Antibacterial Activity of Some Plant Essential Oils. **BMC Complementary and Alternative Medicine**, v. 6, n. 39, p. 196-207, 2006. Disponível em: doi.org/10.1186/1472-6882-6-39. Acesso em: 23 set. 2020.

PRICE, Shirley. *Aromatherapy Workbook: A Complete Guide to Understanding and Using Essential Oils*. Thorsons. Versão Kindle.

RAHO, Bachir; BENALI, M. Antibacterial Activity of the Essential Oils from the Leaves of *Eucalyptus globulus* Against *Escherichia coli* and *Staphylococcus aureus*. **Asian Pacific Journal of Tropical Biomedicine**, v. 2, n. 9, p. 739-42, 2012. Disponível em: doi.org/10.1016/S2221-1691(12)60220-2. Acesso em: 23 set. 2020.

ROSE, J. E.; BEHM, F. M. Inhalation of Vapor from Black Pepper Extract Reduces Smoking Withdrawal Symptoms. **Drug and Alcohol Dependence**, v. 34, n. 3, p. 225-9, 1994. Disponível em: doi.org/10.1016/0376-8716(94)90160-0. Acesso em: 23 set. 2020.

SCHNAUBELT, Kurt. *The Healing Intelligence of Essential Oils: The Science of Advanced Aromatherapy*. Rochester: Healing Arts Press, 2011.

SIENKIEWICZ, M.; GŁOWACKA, A.; KOWALCZYK, E.; OWCZAREK, A. W.; BĘBENISTA, M. J.; ŁYSAKOWSKA, M. The Biological Activities of Cinnamon, Geranium and Lavender Essential Oils. **Molecules**, v. 19, n. 12, p. 20929-40, 2014. Disponível em: doi.org/10.3390/molecules191220929. Acesso em: 23 set. 2020.

SILVA, G. L.; LUFT, C.; LUNARDELLI, A.; AMARAL, R. H.; MELO, D. A.; DONADIO, M. V.; NUNES, F. B.; AZAMBUJA, M. S.; SANTANA, J. C.; MORAES, C. M. B.; MELLO, R. O.; CASSEL, E.; PEREIRA, M. A. A.; OLIVEIRA, J. R. Antioxidant, Analgesic and Anti-Inflammatory Effects of Lavender Essential Oil. **Anais da Academia Brasileira de Ciências**, v. 87, n. 2, p. 1397-408, 2015. Disponível em: doi.org/10.1590/0001-3765201520150056. Acesso em: 23 set. 2020.

SRIVASTAVA, J. K.; SHANKAR, E.; GUPTA, S. Chamomile: A Herbal Medicine of the Past with a Bright Future. **Molecular Medicine Reports**, v. 3, n. 6, p. 895-901, 2010. Disponível em: doi.org/10.3892/mmr.2010.377. Acesso em: 23 set. 2020.

STEA, Susanna; BERAUDI, Alina; DE PASQUALE, Dalila. Essential Oils for Complementary Treatment of Surgical Patients: State of the Art. **Evidence-Based Complementary and Alternative Medicine**, v. 2014, n. 726341, p. 6, 2014. Disponível em: doi.org/10.1155/2014/726341. Acesso em: 23 set. 2020.

VALNET, Jean. *The Practice of Aromatherapy: A Classic Compendium of Plant Medicines and Their Healing Properties*. Londres: Ebury Digital, 2012. Versão Kindle.

WEBMD. **Children Health Guide**. Growing Pains. Disponível em: www.webmd.com/children/guide/growing-pains#1. Acesso em: 23 set. 2020.

WORWOOD, Valerie Ann. *Aromatherapy for the Healthy Child: More an 300 Natural, Nontoxic, and Fragrant Essential Oil Blends*. California: New World Library, 2012. Versão Kindle.

WORWOOD, Valerie Ann. *The Fragrant Mind: Aromatherapy for Personality, Mind, Mood, and Emotion*. California: New World Library, 2012. Versão Kindle.

WORWOOD, Valerie Ann. *Scents & Scentuality: Essential Oils & Aromatherapy for Romance, Love, and Sex*. California: New World Library, 2012. Versão Kindle.

YAP, P. S.; YIAP, B. C.; PING, H. C.; LIM, S. H. E. Essential Oils, A New Horizon in Combating Bacterial Antibiotic Resistance. **The Open Microbiology Journal**, v. 8, p. 6-14, 2014. Disponível em: doi.org/10.2174/1874285801408010006. Acesso em: 23 set. 2020.

YAP, P. S.; YIAP, B. C.; PING, H. C.; LIM, S. H. E. Combination of Essential Oils and Antibiotics Reduce Antibiotic Resistance in Plasmid-Conferred Multidrug Resistant Bacteria. **Phytomedicine**, v. 20, n. 8-9, p. 710-3, 2013. Disponível em: doi.org/10.1016/j.phymed.2013.02.013. Acesso em: 23 set. 2020.

ZAINOL, N. A.; MING, T. S.; DARWIS, Y. Development and Characterization of Cinnamon Leaf Oil Nanocream for Topical Application. **Indian Journal of Pharmaceutical Sciences**, v. 77, n. 4, p. 422–33, 2015. Disponível em: www.ncbi.nlm.nih.gov/pubmed/26664058. Acesso em: 23 set. 2020.

Índice de receitas

A

Alternativa caseira à Água Sanitária, 165

Aromatizador/desodorizante para Tapetes e Camas, 157

B

Bálsamo Bumbum de Nenê, 124

Bálsamo para Eczema, 100

Bálsamo para Estrias, 120

Bálsamo para seios Bohemi Mama, 121

Banho Dia de Spa, 117

Banho para a hora de dormir Sono Profundo, 108

Banho para a TPM, 128

Banho para aliviar Resfriado e Gripe, 92

Banho para Dores de Crescimento, 125

Banho reparador dos Músculos, 97

Barras de manteiga corporal Cookie de Limão, 140

C

Compressa refrescante para Febre, 92

Creme calmante para Barbear/Depilar com lâmina, 150

Creme dental branqueador Frescor de Hortelã, 136

D

Desodorizante para triturador de lixo Frescor Cítrico, 161

E

Enxaguante bucal de Hortelã sem Álcool, 137

Esfoliante de açúcar Bolo de Aniversário, 152

Esfoliante labial de Laranja, Mel e Canela, 140

G

Gargarejo para alívio da Dor de Garganta, 98

Gel de banho hidratante Frescor Cítrico, 145

Grãos de limpeza facial de Hortelã e Sálvia, 142

I

Inalador pessoal Modere seu Apetite, 115

Inalador pessoal para Alergias Sazonais, 96

Inalador pessoal para Enjoo Matinal, 121

Inalador pessoal para Náusea, 101

Inalador pessoal Vamos Lá, 113

L

Lava-louças de Alecrim e Bergamota, 159

Lava-louças em pó de Lavanda e Limão, 159

"Lençóis de secadora" Sonhos de Lavanda, 165

Limpador de Estofados, 163

Limpador multiúso, 155

Loção com calamina para Comichão, 95

Lustra-móveis de Limão, 166

M

Máscara desintoxicante de lama para Cabelo e Couro Cabeludo, 147

Máscara facial Desintoxicante, 144

Mistura para difusor contra Estresse/Ansiedade, 104

Mistura para difusor Divina Elevação (Disfunção erétil), 131

Mistura para difusor Exterminadora de Pragas, 89

Mistura para difusor Exterminadora de Pragas Jr., 123

Mistura para difusor para ajudar nos Estudos, 114

O

Óleo de massagem aquecedor para Reparar os Músculos, 98

Óleo de massagem Dança Romântica dos Apaixonados, 115

Óleo de massagem Hora do Sono, 110

Óleo de massagem para Aquecer a Circulação, 134

Óleo de massagem para Dores de Crescimento, 126

Óleo facial Hidratante, 143

Óleo para barba Trovão Tropical, 130

Óleo para Dor de Ouvido, 93

Óleo pós-barba/ pós-depilação para Pele Irritada, 151

Óleo removedor de Verrugas, 100

P

Pasta desodorante de *Grapefruit* e Lavanda, 138

Perfume Criatividade da Musa, 117

Perfume *roll-on* Dia Feliz, 106

Pomada antibacteriana "Dodói", 94

Pomada Antifúngica, 99

Pomada calmante
para Aqueles dias, 127

Pomada modeladora
Cabelo Fácil, 149

Pomada para alívio
de Artrite, 133

Pomada para Micose
na Virilha, 130

Protetor labial de Hortelã
e Lavanda, 139

R

Removedor de
manchas de Tapetes
e Estofados, 158

Repelente de insetos
de Laranja e Cedro
para Casa e Jardim, 157

Roll-on para a Dentição
do Bebê, 125

Roll-on para acalmar
a Barriga, 102

Roll-on para Atenção
e Foco, 113

Roll-on para Dor de Cabeça
e Seios da Face, 96

Roll-on para Meditação
Consciente, 111

Roll-on para melhorar
o Humor na
Menopausa, 128

Roll-on Relaxante, 106

S

Sabão em pó Roupa
Limpa, 164

Sabonete espuma
antibacteriano
Frescor Cítrico, 89

Saponáceo suave de
Cítricos e Melaleuca, 156

Solução para limpeza de
pisos de Limão e Pinho, 155

Spray antibacteriano
para Limpeza de Feridas, 94

Spray condicionador com
Lavanda, Laranja e
Vinagre de Maçã, 146

Spray corporal Sol Brilhante
e Arco-Íris, 107

Spray de magnésio
para a Hora de Dormir, 107

Spray para banheiro
Euca-Citru-Lícia, 161

Spray para cabelo Ondas
do Oceano de Lavanda e
Baunilha, 148

Spray para tapete de yoga
Horário Matinal, 110

Spray para tecidos e
ambientes Frescor de
Primavera, 160

Spray para travesseiro
Tranquilizante, 109

Spray Pós-barba, 132

Spray refrescante
para Ondas de Calor, 129

Spray refrescante pós-sol
de Hortelã, 141

Spray romântico
para ambientes
Enseada Paraíso, 116

T

Tabletes desodorizantes
para a Lixeira, 162

Talco para Bebê, 122

Tônico facial Hidratante, 143

Tratamento com
óleo condicionador
para Crescimento
Capilar, 147

U

Unguento descongestionante
para Crianças, 123

Unguento descongestionante
Respire Melhor, 90

V

Vaporizadores de chuveiro
contra Ansiedade, 105

Vaporizadores de chuveiro
para Aumentar a Energia, 112

Vaporizadores de chuveiro
Respire Fácil, 91

Velas de Citronela e
Cedro Atlas, 163

Índice de receitas

Índice de usos

A

Alergias,
    Inalador pessoal
        para Alergias Sazonais, 96

Amamentação,
    Bálsamo para seios
        Bohemi Mama, 121

Ansiedade,
    Mistura para difusor contra
        Estresse/Ansiedade, 104
    Vaporizadores de chuveiro
        contra Ansiedade, 105

Apetite,
    Inalador pessoal Modere
        seu Apetite, 115

Artrite,
    Pomada para alívio
        de Artrite, 133

Assaduras,
    Bálsamo Bumbum
        de Nenê, 124
    Talco para Bebê, 122

B

Barba,
    Creme calmante
        para Barbear/Depilar
        com lâmina, 150
    Óleo pós-barba/
        pós-depilação para
        Pele Irritada, 151
    Spray Pós-barba, 132

C

Circulação,
    Óleo de massagem
        para Aquecer
        a Circulação, 134

Comichão,
    Bálsamo para Eczema, 100
    Loção com calamina
        para Comichão, 95
    Pomada Antifúngica, 99
    Pomada para Micose
        na Virilha, 130

Congestão Nasal,
    Spray para travesseiro
        Tranquilizante, 109
    Unguento
        descongestionante
        para Crianças, 123
    Unguento
        descongestionante
        Respire Melhor, 90
    Vaporizadores de chuveiro
        Respire Fácil, 91

Cuidados com a pele,
    Bálsamo para Estrias, 120
    Barras de manteiga corporal
        Cookie de Limão, 140
    Creme calmante
        para Barbear/Depilar
        com lâmina, 150
    Esfoliante de açúcar Bolo
        de Aniversário, 152
    Gel de banho hidratante
        Frescor Cítrico, 145
    Grãos de limpeza facial de
        Hortelã e Sálvia, 142
    Máscara facial
        Desintoxicante, 144
    Óleo facial Hidratante, 143
    Óleo pós-barba/
        pós-depilação para
        Pele Irritada, 151
    Spray Pós-barba, 132
    Tônico facial
        Hidratante, 143

Cuidados com o cabelo,
    Máscara desintoxicante
        de lama para Cabelo e
        Couro Cabeludo, 147
    Óleo para barba Trovão
        Tropical, 130
    Pomada modeladora Cabelo
        Fácil, 149
    Spray condicionador com
        Lavanda, Laranja e
        Vinagre de Maçã, 146
    Spray para cabelo Ondas
        do Oceano de Lavanda e
        Baunilha, 148
    Tratamento com
        óleo condicionador
        para Crescimento
        Capilar, 180

Cuidados faciais,
    Esfoliante labial de Laranja,
        Mel e Canela, 140
    Grãos de limpeza facial de
        Hortelã e Sálvia, 142
    Máscara facial
        Desintoxicante, 144
    Óleo facial Hidratante, 143
    Óleo para barba Trovão
        Tropical, 130
    Protetor labial de Hortelã
        e Lavanda, 139
    Spray Pós-barba, 132
    Tônico facial
        Hidratante, 143

D

Dentição do Bebê,
    Roll-on para a Dentição
        do Bebê, 125

Desodorante,
    Pasta desodorante de
        Grapefruit e Lavanda, 138

Disfunção erétil,
    Mistura para difusor
        Divina Elevação
        (Disfunção erétil), 131

Dor,
    Banho para Dores de
        Crescimento, 125
    Banho reparador dos
        Músculos, 97
    Óleo de massagem
        aquecedor para Reparar
        os Músculos, 98
    Óleo de massagem
        para Aquecer
        a Circulação, 134
    Óleo de massagem
        para Dores de
        Crescimento, 126
    Pomada calmante
        para Aqueles dias, 127
    Pomada para alívio
        de Artrite, 133

Dor de garganta,
    Gargarejo para alívio
        da Dor de Garganta, 98

Dor e infecções de ouvido,
  Óleo para Dor de Ouvido, 93
Dor menstrual,
  Banho para a TPM, 128
  Pomada calmante
    para Aqueles dias, 127
Dores de cabeça,
  Roll-on para Dor de
    Cabeça e Seios da Face, 96
Dores musculares,
  Banho para Dores de
    Crescimento, 125
  Banho reparador dos
    Músculos, 97
  Óleo de massagem
    aquecedor para Reparar
    os Músculos, 98
  Óleo de massagem
    Hora do Sono, 110
  Óleo de massagem para
    Dores de Crescimento, 126

E

Energia,
  Inalador pessoal
    Vamos Lá, 113
  Vaporizadores de
    chuveiro para Aumentar
    a Energia, 112
Erupções cutâneas,
  Bálsamo Bumbum
    de Nenê, 124
  Loção com calamina
    para Comichão, 95
  Pomada Antifúngica, 99
  Pomada para Micose
    na Virilha, 130
  Talco para Bebê, 122
Estresse,
  Banho para a hora
    de dormir Sono
    Profundo, 108
  Mistura para difusor contra
    Estresse/Ansiedade, 104
  Óleo de massagem
    Hora do Sono, 110
  Vaporizadores de chuveiro
    contra Ansiedade, 105

F

Febres,
  Compressa refrescante
    para Febre, 92

Feridas,
  Bálsamo Bumbum
    de Nenê, 124
  Pomada antibacteriana
    "Dodói", 94
  Spray antibacteriano
    para Limpeza de
    Feridas, 94
Foco,
  Mistura para difusor para
    ajudar nos Estudos, 114
  Roll-on para Atenção
    e Foco, 113
  Roll-on para Meditação
    Consciente, 111

G

Gravidez,
  Bálsamo para Estrias, 120
  Inalador pessoal para
    Enjoo Matinal, 121

H

Higiene oral,
  Creme dental branqueador
    Frescor de Hortelã, 136
  Enxaguante bucal de
    Hortelã sem Álcool, 137
Humor,
  Banho Dia de Spa, 117
  Inalador pessoal
    Vamos Lá, 113
  Perfume Criatividade
    da Musa, 117
  Perfume roll-on
    Dia Feliz, 106
  Roll-on para melhorar
    o Humor na
    Menopausa, 128
  Spray corporal Sol Brilhante
    e Arco-Íris, 107
  Spray para tapete de
    yoga Horário Matinal, 110
  Vaporizadores de
    chuveiro para Aumentar
    a Energia, 112

I

Infecções por fungos,
  Pomada Antifúngica, 99
  Pomada para Micose
    na Virilha, 130

Influenza. Veja Resfriado
  e gripe.

M

Menopausa,
  Roll-on para melhorar
    o Humor na
    Menopausa, 128
  Spray refrescante
    para Ondas de Calor, 129

N

Náusea,
  Inalador pessoal para
    Enjoo Matinal, 121
  Inalador pessoal
    para Náusea, 101
  Roll-on para acalmar
    a Barriga, 102

P

Picadas de Insetos,
  Loção com calamina
    para Comichão, 95
Pressão nos seios da face.
  Veja Congestão Nasal.
  Roll-on para Dor de Cabeça
    e Seios da Face, 96
Problemas de pele,
  Bálsamo para Eczema, 100
  Loção com calamina para
    Comichão, 95
  Óleo removedor de
    Verrugas, 100
  Pomada Antifúngica, 99
  Pomada para Micose
    na Virilha, 130
  Spray refrescante pós-sol
    de Hortelã, 141
Problemas digestivos,
  Inalador pessoal
    para Náusea, 101
  Roll-on para acalmar
    a Barriga, 102
Problemas respiratórios,
  Unguento
    descongestionante
    para Crianças, 123
  Unguento
    descongestionante
    Respire Melhor, 90
  Vaporizadores de chuveiro
    Respire Fácil, 91

180 Índice de usos

Q

Queimadura de sol
  Spray refrescante pós-sol de Hortelã, 141

R

Relaxamento,
  Banho Dia de Spa, 117
  Óleo de massagem para Dores de Crescimento, 126
  Roll-on Relaxante, 106
  Spray de magnésio para a Hora de Dormir, 178
  Vaporizadores de chuveiro contra Ansiedade, 105

Resfriado e gripe,
  Banho para aliviar Resfriado e Gripe, 92
  Mistura para difusor Exterminadora de Pragas, 89
  Mistura para difusor Exterminadora de Pragas Jr., 123

Romance,
  Óleo de massagem Dança Romântica dos Apaixonados, 115
  Spray romântico para ambientes Enseada Paraíso, 116

S

Sono,
  Banho para a hora de dormir Sono Profundo, 108
  Óleo de massagem Hora do Sono, 110
  Spray de magnésio para a Hora de Dormir, 107
  Spray para travesseiro Tranquilizante, 109

T

Tosse,
  Unguento descongestionante para Crianças, 123
  Unguento descongestionante Respire Melhor, 90
  Vaporizadores de chuveiro Respire Fácil, 91

Índice de usos **181**

Índice geral

A

Abacate, óleo de, 36
Abeto, 49
   Inalador pessoal Vamos Lá, 113
   Mistura para difusor Exterminadora de Pragas Jr., 123
   Pomada modeladora Cabelo Fácil, 149
   Unguento descongestionante para Crianças, 123
Absolutos, 13
Ação terapêutica, 30-31
Alecrim, 50-51
   Lava-louças de Alecrim e Bergamota, 159
   Mistura para difusor Exterminadora de Pragas, 89
   Tratamento com óleo condicionador para Crescimento Capilar, 147
   Vaporizadores de chuveiro para Aumentar a Energia, 112
Aliança dos Aromaterapeutas Internacionais, 20
Amêndoas doces, óleo de, 37
Aplicação aromática, 17, 27
   Inalador pessoal Modere seu Apetite, 115
   Inalador pessoal para Alergias Sazonais, 96
   Inalador pessoal para Enjoo Matinal, 121
   Inalador pessoal para Náusea, 101
   Inalador pessoal Vamos Lá, 113
   "Lençóis de secadora" Sonhos de Lavanda, 165

Mistura para difusor contra Estresse/Ansiedade, 104
Mistura para difusor Divina Elevação (Disfunção erétil), 131
Mistura para difusor Exterminadora de Pragas, 89
Mistura para difusor Exterminadora de Pragas Jr., 123
Mistura para difusor para ajudar nos Estudos, 114
Spray para banheiro Euca-Citru-Lícia, 161
Spray para tapete de yoga Horário Matinal, 110
Spray para tecidos e ambientes Frescor de Primavera, 160
Spray para travesseiro Tranquilizante, 109
Spray romântico para ambientes Enseada Paraíso, 116
Vaporizadores de chuveiro contra Ansiedade, 105
Vaporizadores de chuveiro para Aumentar a Energia, 112
Vaporizadores de chuveiro Respire Fácil, 91
Velas de Citronela e Cedro Atlas, 163
Aplicações tópicas 16, 26
Bálsamo Bumbum de Nenê, 124
Bálsamo para Eczema, 100
Bálsamo para Estrias, 120
Bálsamo para seios Bohemi Mama, 121
Banho Dia de Spa, 117
Banho para a hora de dormir Sono Profundo, 108

Banho para a TPM, 128
Banho para aliviar Resfriado e Gripe, 92
Banho para Dores de Crescimento, 125
Barras de manteiga corporal Cookie de Limão, 140
Compressa refrescante para Febre, 92
Creme calmante para Barbear/Depilar com lâmina, 150
Creme dental branqueador Frescor de Hortelã, 136
Enxaguante bucal de Hortelã sem Álcool, 137
Esfoliante de açúcar Bolo de Aniversário, 152
Esfoliante labial de Laranja, Mel e Canela, 140
Gargarejo para alívio da Dor de Garganta, 98
Gel de banho hidratante Frescor Cítrico, 145
Grãos de limpeza facial de Hortelã e Sálvia, 142
Loção com calamina para Comichão, 95
Máscara desintoxicante de lama para Cabelo e Couro Cabeludo, 147
Máscara facial Desintoxicante, 144
Óleo de massagem aquecedor para Reparar os Músculos, 98
Óleo de massagem Dança Romântica dos Apaixonados, 115
Óleo de massagem Hora do Sono, 110
Óleo de massagem para Aquecer a Circulação, 134

Óleo de massagem para Dores de Crescimento, 126
Óleo facial Hidratante, 143
Óleo para barba Trovão Tropical, 130
Óleo para Dor de Ouvido, 93
Óleo pós-barba/pós-depilação para Pele Irritada, 151
Pasta desodorante de *Grapefruit* e Lavanda, 138
Perfume Criatividade da Musa, 117
Perfume *roll-on* Dia Feliz, 106
Pomada antibacteriana "Dodói", 94
Pomada calmante para Aqueles dias, 127
Pomada modeladora Cabelo Fácil, 149
Pomada para alívio de Artrite, 133
Pomada para Micose na Virilha, 130
Protetor labial de Hortelã e Lavanda, 139
Roll-on para a Dentição do Bebê, 125
Roll-on para acalmar a Barriga, 102
Roll-on para Atenção e Foco, 113
Roll-on para Dor de Cabeça e Seios da Face, 96
Roll-on para Meditação Consciente, 111
Roll-on para melhorar o Humor na Menopausa, 128
Roll-on Relaxante, 106
Sabonete espuma antibacteriano Frescor Cítrico, 89
Spray antibacteriano para Limpeza de Feridas, 94
Spray condicionador com Lavanda, Laranja e Vinagre de Maçã, 146
Spray corporal Sol Brilhante e Arco-Íris, 107
Spray para cabelo Ondas do Oceano de Lavanda e Baunilha, 148
Spray para tapete de yoga Horário Matinal, 110
Spray refrescante para Ondas de Calor, 129
Spray refrescante pós-sol de Hortelã, 141
Talco para Bebê, 122
Tônico facial Hidratante, 143
Tratamento com óleo condicionador para Crescimento Capilar, 147
Unguento descongestionante para Crianças, 123
Unguento descongestionante Respire Melhor, 90
Argan, óleo de, 47
Argilas, 26
Armazenamento, 20
Aroma, 30-31
Aromaterapia, 14-16
Aromatherapeutic Blending (Rhind), 30
Aromathérapie (Gattefossé), 14
Aromatizador/desodorizante para Tapetes e Camas, 157
Arte da aromaterapia, A (Tisserand), 15
Associação Francesa de Normalização, Organização e Regulação, 19

B

Bebês, 23
Bálsamo para Eczema, 100
Bálsamos, 26
Banheiro,
    Spray para banheiro Euca-Citru-Lícia, 161
Banhos, 26
Baunilha,
    Barras de manteiga corporal Cookie de Limão, 140
    Esfoliante de açúcar Bolo de Aniversário, 152
    "Lençóis de secadora" Sonhos de Lavanda, 165
    Mistura para difusor Divina Elevação (Disfunção erétil), 131
    Perfume Criatividade da Musa, 117
    Spray corporal Sol Brilhante e Arco-Íris, 107
    Spray para cabelo Ondas do Oceano de Lavanda e Baunilha, 148
    Spray romântico para ambientes Enseada Paraíso, 116
Bergamota, 22, 52
    Gel de banho hidratante Frescor Cítrico, 145
    Inalador pessoal Modere seu Apetite, 115
    Lava-louças de Alecrim e Bergamota, 159
    Limpador multiúso, 155
    Mistura para difusor para ajudar nos Estudos, 114
    Óleo de massagem Dança Romântica dos Apaixonados, 115
    Óleo para barba Trovão Tropical, 130
    Perfume Criatividade da Musa, 117
    Perfume *roll-on* Dia Feliz, 106
    Pomada calmante para Aqueles dias, 127
    Roll-on para Atenção e Foco, 113
    Roll-on para Meditação Consciente, 111
    Sabonete espuma antibacteriano Frescor Cítrico, 89

Índice geral   **183**

Spray corporal Sol Brilhante e Arco-Íris, 107
Spray para banheiro Euca-Citru-Lícia, 161
Spray para tecidos e ambientes Frescor de Primavera, 160
Spray para travesseiro Tranquilizante, 109
Vaporizadores de chuveiro contra Ansiedade, 105

C

Cajola, Renato, 17
Camomila-romana, 53
   Bálsamo Bumbum de Nenê, 124
   Bálsamo para Estrias, 120
   Bálsamo para seios Bohemi Mama, 121
   Banho para a hora de dormir Sono Profundo, 108
   Banho para a TPM, 128
   Barras de manteiga corporal Cookie de Limão, 140
   Creme calmante para Barbear/Depilar com lâmina, 150
   Mistura para difusor contra Estresse/Ansiedade, 104
   Óleo de massagem para Dores de Crescimento, 126
   Óleo facial Hidratante, 143
   Óleo para Dor de Ouvido, 93
   Óleo pós-barba/pós-depilação para Pele Irritada, 151
   Roll-on para a Dentição do Bebê, 125
   Roll-on Relaxante, 106
   Spray para travesseiro Tranquilizante, 109
Canela (folhas), 54
   Inalador pessoal Modere seu Apetite, 115
   Mistura para difusor Divina Elevação (Disfunção erétil), 131
   Mistura para difusor Exterminadora de Pragas, 89
   Óleo de massagem aquecedor para Reparar os Músculos, 98
   Óleo de massagem para Aquecer a Circulação, 134
   Perfume Criatividade da Musa, 117
   Pomada Antifúngica, 99
Capim-limão, 55
   Desodorizante para triturador de lixo Frescor Cítrico, 161
   Perfume *roll-on* Dia Feliz, 106
   Roll-on para acalmar a Barriga, 102
   Tabletes desodorizantes para a Lixeira, 162
Cedro Atlas, 56
   Bálsamo para Eczema, 100
   Mistura para difusor para ajudar nos Estudos, 114
   Óleo de massagem Hora do Sono, 110
   Pomada modeladora Cabelo Fácil, 149
   Repelente de insetos de Laranja e Cedro para Casa e Jardim, 157
   Roll-on para Atenção e Foco, 113
   Spray de magnésio para a Hora de Dormir, 107
   Tratamento com óleo condicionador para Crescimento Capilar, 147
   Velas de Citronela e Cedro Atlas, 163
Cera de abelha, 25-26
Cipreste, 57
   Inalador pessoal para Alergias Sazonais, 96
   Inalador pessoal Vamos Lá, 113
   Óleo para barba Trovão Tropical, 130
Citronela, 58
   Velas de Citronela e Cedro Atlas, 163
Clarke, Marge, 28
Coco, óleo de, 38
Coentro (sementes), 59
   Bálsamo para Eczema, 100
   Banho para a hora de dormir Sono Profundo, 108
   Inalador pessoal para Enjoo Matinal, 121
   Inalador pessoal Modere seu Apetite, 115
   Óleo de massagem Dança Romântica dos Apaixonados, 115
   Óleo facial Hidratante, 143
   Perfume *roll-on* Dia Feliz, 109
   Roll-on para Atenção e Foco, 113
   Spray para tecidos e ambientes Frescor de Primavera, 160
   Tônico facial Hidratante, 143
   Vaporizadores de chuveiro contra Ansiedade, 105
Compressa refrescante para Febre, 92
Compressas, 27
Cozinha,
   Desodorizante para triturador de lixo Frescor Cítrico, 161
   Lava-louças de Alecrim e Bergamota, 159
   Lava-louças em pó de Lavanda e Limão, 159
Cravo-da-índia, 60
   Mistura para difusor Divina Elevação (Disfunção erétil), 131
   Mistura para difusor Exterminadora de Pragas, 89

Perfume Criatividade
da Musa, 117
Óleo de massagem
aquecedor para Reparar
os Músculos, 98
Óleo de massagem
para Aquecer
a Circulação, 134
Óleo para barba Trovão
Tropical, 130
Pomada calmante
para Aqueles dias, 127

Cremes, 26

Crianças, 23

Cuidados com o
cabelo, 27

D

Damasco, óleo de, 39

Desodorizante para
triturador de lixo
Frescor Cítrico, 161

Desodorizantes e
aromatizadores,
Aromatizador/
desodorizante
para Tapetes e Camas, 157
Desodorizante para
triturador de lixo
Frescor Cítrico, 161
Spray para tecidos e
ambientes Frescor
de Primavera, 160
Tabletes desodorizantes
para a Lixeira, 162

Destilação a vapor, 13, 20

Difusão, 27

Difusores, 24

Diluição, 21, 24, 28-29

E

Envase, 19

Espécies de plantas
ameaçadas, 19

Essential Oil Safety
(Tisserand), 15, 21, 31

*Essential Oils and
Aromatics* (Clarke), 28

Eucalipto, 61-62
Banho Dia de Spa, 117
Mistura para difusor
Exterminadora de
Pragas, 89
Pomada para alívio
de Artrite, 133
Pomada para Micose
na Virilha, 130
Roll-on para Dor de Cabeça e
Seios da Face, 96
Spray para banheiro
Euca-Citru-Lícia, 161
Unguento
descongestionante
Respire Melhor, 90
Vaporizadores de chuveiro
Respire Fácil, 91

Extração com CO$_2$, 13

Extração com solvente, 13

F

Fototoxicidade, 21-22

Frascos de vidro, 25

Frascos *roll-on*, 25

G

Gattefossé, René-Maurice, 14

Gatti, Giovanni, 17

Gengibre, 63
Inalador pessoal para
Enjoo Matinal, 121
Inalador pessoal
para Náusea, 101
Óleo de massagem
aquecedor para Reparar
os Músculos, 98
Óleo de massagem
para Aquecer
a Circulação, 134
Pomada calmante
para Aqueles dias, 127
Pomada para alívio
de Artrite, 133
Roll-on para acalmar
a Barriga, 102

Gerânio, 64
Bálsamo para Eczema, 100
Óleo facial Hidratante, 143

Pomada calmante
para Aqueles dias, 127
Roll-on para melhorar
o Humor na
Menopausa, 128
Roll-on Relaxante, 106
Spray antibacteriano
para Limpeza de
Feridas, 94

Grapefruit, 22, 65
Aromatizador/
desodorizante
para Tapetes e Camas, 157
Gel de banho hidratante
Frescor Cítrico, 145
Inalador pessoal Modere
seu Apetite, 115
Máscara facial
Desintoxicante, 144
Mistura para difusor contra
Estresse/Ansiedade, 104
Mistura para difusor para
ajudar nos Estudos, 114
Óleo facial Hidratante, 143
Pasta desodorante de
Grapefruit e Lavanda, 138
Perfume *roll-on*
Dia Feliz, 106
Sabão em pó Roupa
Limpa, 164
Sabonete espuma
antibacteriano
Frescor Cítrico, 89
Spray para banheiro
Euca-Citru-Lícia, 161
Spray para tapete de yoga
Horário Matinal, 110
Spray para tecidos e
ambientes Frescor
de Primavera, 160
Tônico facial
Hidratante, 143

Gravidez, 22

H

Hamamélis, extrato de, 26

Hortelã-pimenta, 66, 168
Compressa refrescante
para Febre, 92
Enxaguante bucal de
Hortelã sem Álcool, 137

Índice geral   **185**

Gargarejo para alívio
da Dor de Garganta, 98
Grãos de limpeza facial
de Hortelã e Sálvia, 142
Inalador pessoal
para Náusea, 101
Inalador pessoal
Vamos Lá, 113
Óleo de massagem
aquecedor para Reparar
os Músculos, 98
Protetor labial de Hortelã
e Lavanda, 139
Roll-on para Dor de Cabeça e
Seios da Face, 96
Spray refrescante pós-sol
de Hortelã, 141
Spray refrescante
para Ondas de Calor, 129
Unguento
descongestionante
Respire Melhor, 90
Vaporizadores de
chuveiro para
Aumentar a Energia, 112
Hortelã-verde, 67
Creme dental branqueador
Frescor de Hortelã, 136
Enxaguante bucal de
Hortelã sem Álcool, 137
Inalador pessoal
para Náusea, 101
Roll-on para acalmar
a Barriga, 102
Sabonete espuma
antibacteriano
Frescor Cítrico, 89
Spray para tapete de yoga
Horário Matinal, 110
Unguento
descongestionante
para Crianças, 123

I

Inalação. *Veja* Aplicação
aromática.
Inaladores, 24-25
Ingestão, 21
Ingredientes, 24-25
Insumos, 24-25

J

Jojoba, óleo de, 40

K

Karité, manteiga de, 25

L

Laranja-doce, 22, 68
Esfoliante labial de Laranja,
Mel e Canela, 140
Gel de banho hidratante
Frescor Cítrico, 145
Mistura para difusor
Divina Elevação
(Disfunção erétil), 131
Óleo facial Hidratante, 143
Óleo pós-barba/
pós-depilação para
Pele Irritada, 151
Perfume Criatividade
da Musa, 117
Repelente de insetos
de Laranja e Cedro
para Casa e Jardim, 157
Roll-on para acalmar
a Barriga, 102
Roll-on Relaxante, 106
Sabonete espuma
antibacteriano
Frescor Cítrico, 89
Saponáceo suave de
Cítricos e Melaleuca, 156
Spray condicionador
com Lavanda, Laranja
e Vinagre de Maçã, 146
Spray de magnésio para
a Hora de Dormir, 107
Spray romântico
para ambientes
Enseada Paraíso, 116
Talco para Bebê, 122
Lavanda, 69, 168
Bálsamo Bumbum
de Nenê, 124
Bálsamo para Estrias, 120
Bálsamo para seios
Bohemi Mama, 121
Banho Dia de Spa, 117
Banho para a hora
de dormir Sono
Profundo, 108
Banho para a TPM, 128
Banho para aliviar
Resfriado e Gripe, 92
Banho para Dores de
Crescimento, 125
Creme calmante
para Barbear/Depilar
com lâmina, 150
Lava-louças em pó de
Lavanda e Limão, 159
"Lençóis de secadora"
Sonhos de Lavanda, 165
Limpador multiúso, 155
Loção com calamina
para Comichão, 95
Mistura para difusor contra
Estresse/Ansiedade, 104
Mistura para difusor
Exterminadora de
Pragas Jr., 123
Mistura para difusor para
ajudar nos Estudos, 114
Óleo de massagem
Dança Romântica dos
Apaixonados, 115
Óleo de massagem
Hora do Sono, 110
Óleo de massagem
para Dores de
Crescimento, 126
Pomada antibacteriana
"Dodói", 94
Pomada Antifúngica, 99
Pomada calmante
para Aqueles dias, 127
Pomada para alívio
de Artrite, 133
Pomada para Micose
na Virilha, 130
Protetor labial de Hortelã
e Lavanda, 139
Roll-on para a Dentição
do Bebê, 125
Roll-on para Dor de Cabeça e
Seios da Face, 96
Roll-on para Meditação
Consciente, 111
Roll-on para melhorar
o Humor na
Menopausa, 128

Spray antibacteriano para Limpeza de Feridas, 94

Spray condicionador com Lavanda, Laranja e Vinagre de Maçã, 146

Spray de magnésio para a Hora de Dormir, 107

Spray para cabelo Ondas do Oceano de Lavanda e Baunilha, 148

Tabletes desodorizantes para a Lixeira, 162

Tônico facial Hidratante, 143

Unguento descongestionante para Crianças, 123

Unguento descongestionante Respire Melhor, 90

Lavanderia,
   Alternativa caseira à Água Sanitária, 165
   "Lençóis de secadora" Sonhos de Lavanda, 165
   Sabão em pó Roupa Limpa, 164

Limão-siciliano, 22, 70-71
   Alternativa caseira à Água Sanitária, 165
   Bálsamo para Estrias, 120
   Barras de manteiga corporal Cookie de Limão, 140
   Creme dental branqueador Frescor de Hortelã, 136
   Inalador pessoal para Alergias Sazonais, 96
   Inalador pessoal para Enjoo Matinal, 121
   Lava-louças em pó de Lavanda e Limão, 159
   Limpador de Estofados, 163
   Lustra-móveis de Limão, 166
   Máscara facial Desintoxicante, 144

Mistura para difusor Exterminadora de Pragas, 89

Pomada antibacteriana "Dodói", 94

Pomada para Micose na Virilha, 130

Removedor de manchas de Tapetes e Estofados, 158

Saponáceo suave de Cítricos e Melaleuca, 156

Solução para limpeza de pisos de Limão e Pinho, 155

Spray corporal Sol Brilhante e Arco-Íris, 107

Spray para banheiro Euca-Citru-Lícia, 161

Spray para tapete de yoga Horário Matinal, 110

Vaporizadores de chuveiro para Aumentar a Energia, 112

Limpadores. *Veja* Cozinha; Lavanderia.
   Limpador de Estofados, 163
   Limpador multiúso, 155
   Lustra-móveis de Limão, 166
   Removedor de manchas de Tapetes e Estofados, 158
   Saponáceo suave de Cítricos e Melaleuca, 156
   Solução para limpeza de pisos de Limão e Pinho, 155
   Spray para tapete de yoga Horário Matinal, 110

Loções, 26

M

Manjericão, 72-73
   Roll-on para Atenção e Foco, 113
   Spray para tapete de yoga Horário Matinal, 110

Manjerona, 74
   Banho Dia de Spa, 117
   Banho para aliviar Resfriado e Gripe, 92

Banho para Dores de Crescimento, 125

Banho reparador dos Músculos, 97

Limpador de Estofados, 163

Máscara desintoxicante de lama para Cabelo e Couro Cabeludo, 147

Mistura para difusor Exterminadora de Pragas Jr., 123

Óleo de massagem Hora do Sono, 110

Óleo de massagem para Dores de Crescimento, 126

Spray de magnésio para a Hora de Dormir, 107

Unguento descongestionante para Crianças, 123

Unguento descongestionante Respire Melhor, 90

Manteigas corporais, 26

Melaleuca, 75-76
   Loção com calamina para Comichão, 95
   Óleo para Dor de Ouvido, 93
   Pomada antibacteriana "Dodói", 94
   Pomada Antifúngica, 99
   Pomada para Micose na Virilha, 130
   Saponáceo suave de Cítricos e Melaleuca, 156

Métodos de extração, 13, 20

Mistura para difusor Divina Elevação (Disfunção erétil), 131

Misturas, 29-31

O

Óleo facial Hidratante, 143

Óleo para Dor de Ouvido, 93

Óleos carreadores, 24, 34. *Veja também* Diluição; específicos.

Índice geral

Óleos de massagem, 27
Óleos essenciais, 19. *Veja também específicos.*
   Armazenamento, 20
   Benefícios, 87
   Definição, 13
   Métodos de extração, 13, 20
   Óleos individuais *versus* misturas, 29
   Óleos infundidos com ervas, comparação, 17
   Pesquisa sobre, 14–15
   Propriedades, 12
   Qualidade, 19–20
   Segurança, 21, 31
   Substituições, 31
   Usos, 12, 14
   Usos históricos, 14
Óleos individuais, 29
Óleos infundidos com ervas, 17
Óleos macerados, 17
Olfato, 16
Olíbano, 77
   Máscara desintoxicante de lama para Cabelo e Couro Cabeludo, 147
   Mistura para difusor Exterminadora de Pragas Jr., 123
   Mistura para difusor para ajudar nos Estudos, 114
   Óleo de massagem Hora do Sono, 110
   Óleo facial Hidratante, 143
   Pomada para alívio de Artrite, 133
   Roll-on para Meditação Consciente, 111
Oliva, azeite de, 35
Orégano, 78–79
Oxidação, 20

P
Pasta desodorante de *Grapefruit* e Lavanda, 138
Pimenta-preta, 80
   Banho reparador dos Músculos, 97
   Inalador pessoal Vamos Lá, 113
   Óleo de massagem para Aquecer a Circulação, 134
Pinho,
   Solução para limpeza de pisos de Limão e Pinho, 155
Pomadas, 26
Preços, 20
Prensagem a frio, 13
Prímula, óleo de, 47

Q
Química, 30–31

R
Recém-nascidos, 23
Recipientes, 25
Repelentes de insetos,
   Repelente de insetos de Laranja e Cedro para Casa e Jardim, 157
   Velas de Citronela e Cedro Atlas, 163
Rhind, Jennifer Peace, 30
Rícino, óleo de, 42
Rosa, 81
   Óleo de massagem Dança Romântica dos Apaixonados, 115
   Óleo facial Hidratante, 143
Rosa mosqueta, óleo de, 47
Rótulos, 19

S
Sabão de Castela, 25
Sais de banho, 25
Sálvia,
   Grãos de limpeza facial de Hortelã e Sálvia, 142
Sálvia esclareia, 82
   Banho para a TPM, 128
   Mistura para difusor contra Estresse/Ansiedade, 104
   Pomada calmante para Aqueles dias, 127
   Roll-on para Meditação Consciente, 111
   Roll-on para melhorar o Humor na Menopausa, 128
   Spray refrescante para Ondas de Calor, 129
Segurança, 19, 21-23, 30-31
Semente de abóbora, óleo de, 43
Semente de cânhamo, óleo de, 44
Semente de romã, óleo de, 47
Semente de uva, óleo de, 46
Spray para travesseiro Tranquilizante, 109
Spray refrescante para Ondas de Calor, 129
Spray refrescante pós-sol de Hortelã, 141
Sprays, 27
Substituições, 31

T
Tamanu, óleo de, 47
Tea tree lavanda (Rosalina), 83-84, 168
   Banho para aliviar Resfriado e Gripe, 92
   Banho para Dores de Crescimento, 125
   Banho reparador dos Músculos, 97
   Gel de banho hidratante Frescor Cítrico, 145
   Inalador pessoal para Alergias Sazonais, 96
   Mistura para difusor Exterminadora de Pragas Jr., 123
   Óleo facial Hidratante, 143
   Óleo para Dor de Ouvido, 93
   Óleo pós-barba/pós-depilação para Pele Irritada, 151

Pomada modeladora
Cabelo Fácil, 149
Removedor de manchas
de Tapetes e
Estofados, 158
Roll-on para a Dentição
do Bebê, 125
Sabão em pó Roupa
Limpa, 164
Spray antibacteriano
para Limpeza de
Feridas, 94
Spray para tecidos e
ambientes Frescor
de Primavera, 160

Spray para travesseiro
Tranquilizante, 109
Tigelas de vidro, 25
Tisserand, Robert, 15, 21, 31

U

Umidificadores, 27
Unguentos
descongestionantes, 26
Uso direto, 28

V

Valnet, Jean, 15
Vaporizadores de chuveiro, 27

Vaporizadores de chuveiro
Respire Fácil, 91
Viagem, 168

Y

Ylang-ylang
(Ilangue-ilangue), 85
 Spray corporal Sol Brilhante
 e Arco-Íris, 107
 Spray romântico
 para ambientes
 Enseada Paraíso, 116

Índice geral **189**

Agradecimentos

Escrever um livro é uma tarefa árdua, e eu não teria conseguido sem o amor e o apoio de tantas pessoas em minha vida. Gostaria de agradecer a meu filho, Silas, por ser meu milagre e por me amar a cada dia. Clint Hill, eu não poderia ter escrito este livro sem você. Gostaria de agradecer a vocês por me ouvirem matraquear sobre óleos essenciais todos os dias durante um mês, por continuarem me beijando todos os dias em que não tomei banho e por sua fé constante em mim e em minhas capacidades. Queria agradecer de verdade a meus pais pelo apoio constante e eterno a tudo que faço. Sem vocês, talvez eu nunca me tornasse escritora. Obrigada por me darem as ferramentas de que eu precisei para seguir meu próprio caminho e pensar fora da caixa. Mamãe, você me apresentou o mundo maravilhoso da escrita, e, Papai, você me ensinou como olhar o mundo sob a perspectiva de um engenheiro. Finalmente, eu não teria um livro sem todas as pessoas maravilhosas que trabalham na Callisto, que trabalharam muito para fazer esta obra acontecer. Vanessa Ta, você é uma editora sensacional, e sem seu apoio e seus esforços incansáveis eu nunca teria terminado este livro!

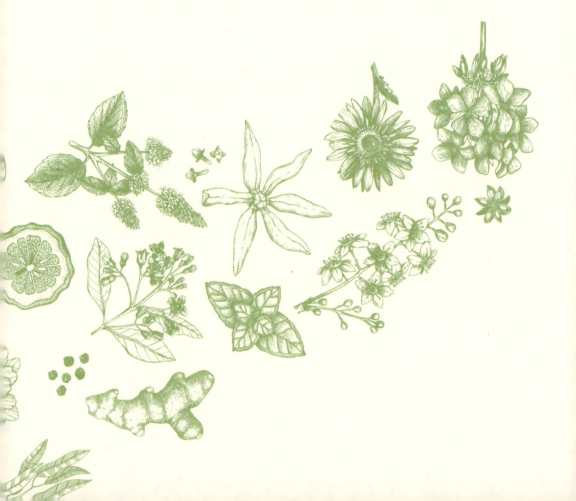

Este livro foi impresso pela Gráfica Grafilar
nas fontes Chaparral Pro e Filson Soft sobre papel Pólen Bold 90 g/m²
para a Mantra no outono de 2022.